# ADELGAZA PARA SIEMPRE CON EL METODO DE 12 SEMANAS

## Sin rebotes!

Rocky Alejo

Primera edición: Abril 2020
Copyright © 2020 Rocky Alejo
Editado por: Rocky Alejo
ISBN: 978-9945-09-252-3
Agencia ISBN

# TABLA DE CONTENIDOS

# INTRODUCCIÓN

Este libro le mostrará todo lo que debe hacer para tener un cuerpo extraordinario. Sin embargo, recuerde, solo usted tiene la capacidad de utilizar la información que aprenderá con este libro. Sé exactamente lo que se debe hacer, y necesito mostrarlo a los demás.

Es difícil saber todo sobre el bienestar y pérdida de peso, y no digo que lo sepa. Sin embargo, me he dado cuenta de cómo perder peso eficazmente, y la información contenida aquí le mostrará de la A a la Z cómo lograrlo. Perder peso y no recuperarlo no se trata de hacer dieta solamente. Tampoco se trata de privación y tortura. De hecho, si desea mantener el peso después de perderlo, debe tomar medidas drásticas.

Vas a crear hábitos. En este libro, leerá cientos de estrategias y métodos para perder peso y no recuperarlo de por vida. Cada estrategia es un hábito. Debido a que hay cientos de ellos, tiene sentido concentrarse en desarrollar un hábito cada mes. Los expertos dicen que lleva tres o cuatro semanas crear y adoptar un nuevo hábito. ¡Eso es perfecto! Se recomienda que lea este manual de principio a fin. Luego, regrese a la primera estrategia y cree un plan para adoptar este hábito en su vida. No tiene que crear los hábitos en el orden en que se presentan. Hay una excepción.

El primer hábito en el que debe centrarse debe ser la mentalidad. Luego, elija los hábitos que tengan más sentido para usted. Puede ir absolutamente en orden y están diseñados para ser abordados sistemáticamente. Sin embargo, usted conoce mejor su cuerpo, mente y estilo de vida. Si tiene sentido cambiar el orden de los hábitos, entonces hágalo por todos los medios.

# PRIMERA PARTE

## ACTITUD DE TRABAJO CONSTANTE

# ACTITUD DE TRABAJO CONSTANTE

Hay numerosos programas de pérdida de peso que pueden y lo apoyarán, el contenido de este libro es el que he visto funcionar en el pasado a través de cientos de personas que han tomado acción con todo lo que han aprendido. Sin embargo, presumiblemente hay varios otros programas que podrían funcionar de manera similar a la mía si usted utiliza el programa de manera confiable.

Le daremos los datos y los activos que tiene para lograr sus objetivos, pero nadie más que usted puede persuadirse para hacerlo. Existen numerosos medios para hacer que su cuerpo sea óptimo, en caso de que siga los medios que le hemos dado, puedo asegurarle que logrará perder la cantidad de libras que desee.

**Definición de objetivos:**

En caso de que necesite ponerse más en forma, perder peso, o tonificar su cuerpo, debe tener claro cómo llegará a ese resultado. Averiguar el camino para llegar del punto A al punto B depende de usted, yo le voy a mostrar el camino, pero usted y solo usted debe recorrerlo. Este libro le proporcionará esa orientación. Sin embargo, necesita leer este libro, y luego poner en práctica lo que ha aprendido, a eso le llamamos tomar acción, y es en ese momento donde comenzará a ver RESULTADOS. A la larga, debes llegar a un último punto. Estos se llaman sus objetivos, son lo que ha decidido lograr. Aquí hay algunos puntos claves.

**Objetivos de largo alcance:**

Los objetivos de largo alcance son aquellas metas para las que necesita trabajar. Los que conoces tomarán algo de trabajo, sin embargo, es posible que desees lograrlo.

Pueden ser esencialmente cualquier cosa; aquí hay un caso de tres objetivos para alguien que está tratando de ponerse en forma:

**1. Deshacerse de 10 libras en aproximadamente un mes y medio.**
**2. Disminuir la grasa del abdomen hasta lograr tener un vientre completamente plano.**

## 3. Comer bien para obtener los mejores resultados.

Estos son sus objetivos a largo plazo y deberían ser algo que se dé cuenta de que puede alcanzar en un período de tiempo indefinido. Trate de no causar objetivos que sean inaccesibles a la luz del hecho de que se sentirá abrumado y se rendirá en caso de que imagine que no son factibles.

## Objetivos transitorios:

Los objetivos transitorios son las metas semanales que debe alcanzar para alcanzar sus objetivos de largo alcance. Este sería un caso de algunos objetivos transitorios de bienestar:

**1. Hacer ejercicio normalmente antes de ir a trabajar de 7:00 a.m. a 8:15 a.m.**
**2. Preparar las cenas para darme cuenta de que estoy comiendo bien.**
**3. Rastrear mi progreso día a día y semana tras semana.**
**4. Comer 6 comidas al día regulares.**

Todos los días y semana a semana los objetivos se denominan objetivos momentáneos y son importantes para alcanzar objetivos en un plazo. La utilización de este marco lo llevará a lograr el cuerpo que desea. Tenga en cuenta que, sin objetivos, no tiene ninguna dirección o foco sobre dónde va y es fácil descartar lo que se propuso hacer.

# LA HISTORIA INSPIRADORA DE VANCE HINDS

A Continuación voy a hablarle de la historia inspiradora de Vance Hinds, le mostraré las estrategias y objetivos que se propuso este hombre con obesidad, y cómo logró perder más de 180 libras, esto le servirá de inspiración y no rendirse cuando llegue el desánimo y desee tirar la toalla.

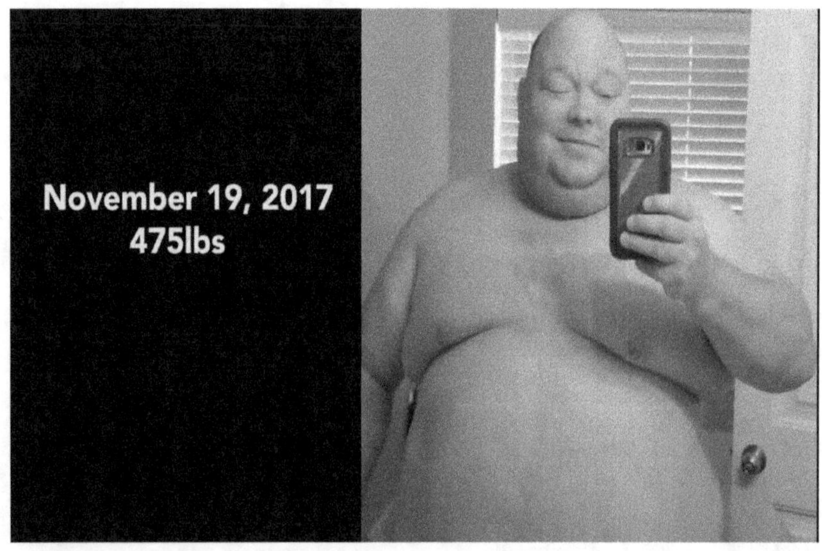


La increíble transformación en solo 365 días de este hombre lo dejará boquiabierto. Perdió 198 libras en un solo año con una mentalidad sólida y seguridad en sí mismo. Vance Hinds se enteró sobre el desafío del humorista Bert Kreischer un octubre y se sintió impulsado por su mensaje. Hinds eligió demostrarse a sí mismo que también podía lograr cualquier cosa mientras permaneciera sometido.

A mediados de 2019, logró su objetivo. En el estado de Georgia comenzó su aventura de reducción de peso inclinándose sobre la balanza y viendo que pesaba 475 libras. Para asegurarse de que se mantenía en el objetivo, registró su avance y los pesajes semana a semana y lo compartió en YouTube.

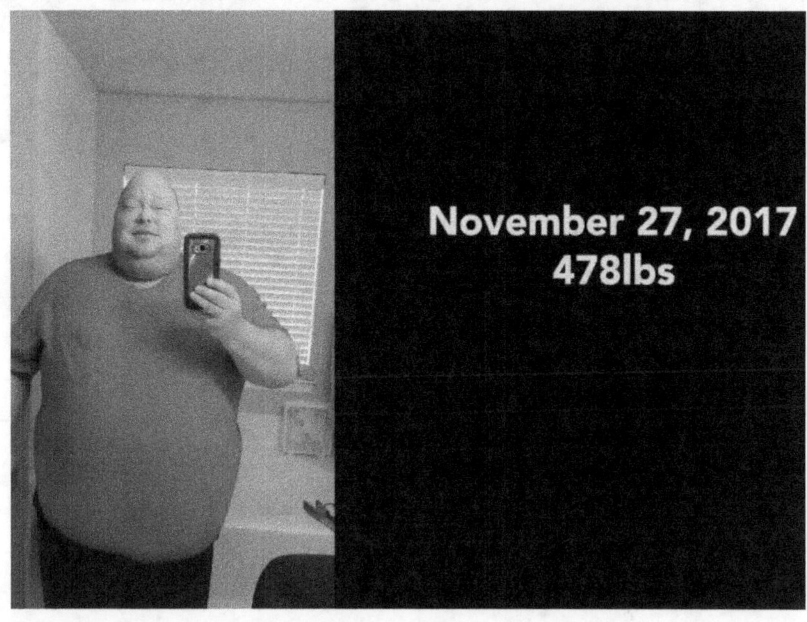


Si bien, su decisión al cambio era optimista, la semana siguiente cuando se pesó luego de comenzar los ejercicios, a pesar de haber ganado 3 libras en vez de perderla, nunca se dió por vencido, una de las estrategias más importantes se originó en encontrar ayuda y apoyo moral de sus compañeros. Desde el primer punto de partida de su elección para cambiarlo por completo, los compañeros de Hinds lo acompañarían a dar un paseo por el centro de recreación.

A medida que pasaban las semanas, además del hecho de que ganó confianza en sí mismo, su grupo de paseo también desarrolló el hábito de hacer ejercicios. Tarde o temprano, cuando regresaba del trabajo, tenía la opción de pasear incesantemente por el centro de recreación, un logro que con mucho gusto captó la atención de sus seguidores que lo vitoreaban detrás de él.

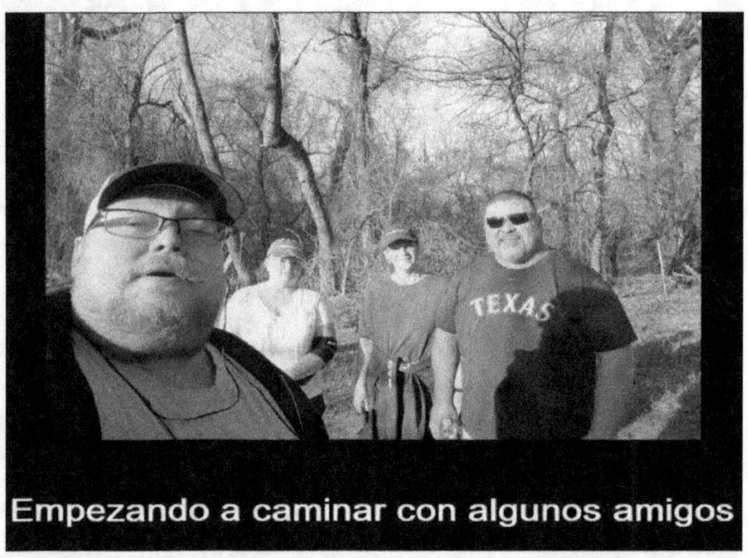


Empezando a caminar con algunos amigos

Durante mucho tiempo, Hinds se centró en su bienestar, terminando algún tipo de actividad seis veces por semana. No mucho después de que comenzó a perder peso, recibió un tweet de un luchador experto anterior, especialista en salud y orador inspirador, Diamond Dallas Page, quien se ofreció a ayudarlo a llevar su avance al siguiente nivel.

Con la ayuda de los ejercicios de Page, Vance siguió poniéndose en forma cada semana. Las libras iban desapareciendo y, a medida que 2018 comenzó a traerle mucha más gente que se identificaron con sus objetivos, resultó estar constantemente más cerca de llegar a su objetivo.

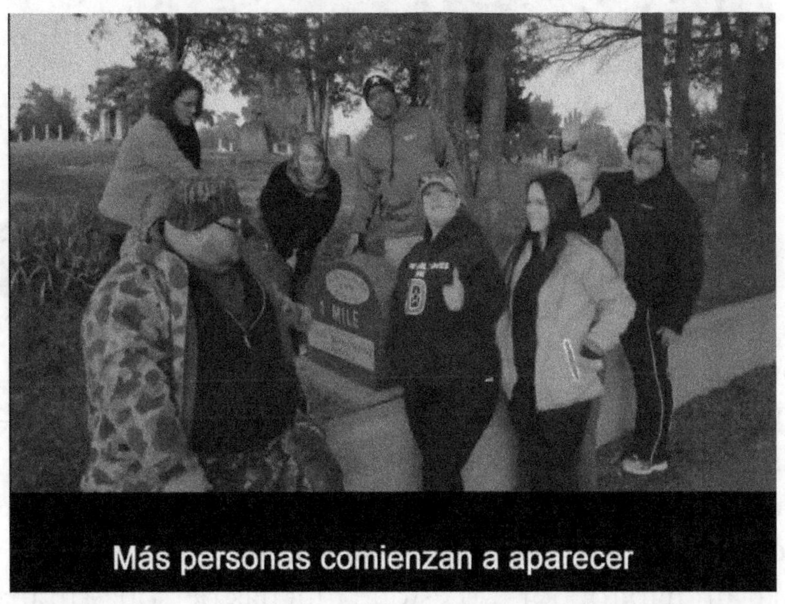



El fervor de Hinds y la mentalidad positiva y optimista son contagiosos, y una actitud inspiradora de que todo lo que tiene que hacer para lograr un objetivo es una perspectiva y un deber sólidos.

Semana tras semana Hinds tenía el compromiso consigo mismo de pesarse y ver cuánto había progresado con relación a la semana anterior, esa sencilla acción de pesarse le daban cada vez más energías y entusiasmo para seguir avanzando, en solo 2 semanas logró perder 7 libras.

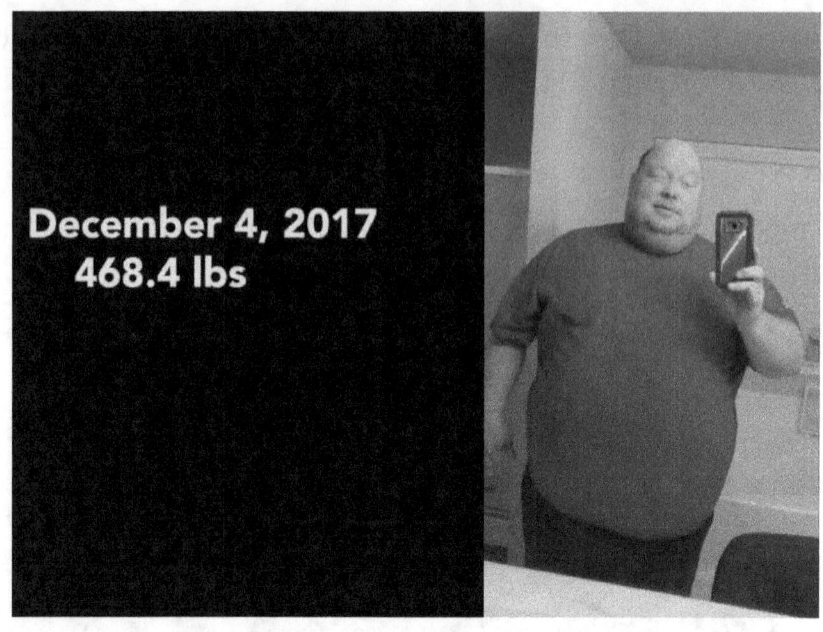



Comparado con la cantidad de peso corporal que tenía, cualquiera puede desanimarse y decir que ha hecho demasiado esfuerzo y sacrificio para solo perder 7 libras, pero no se deje engañar por su mente, su cerebro siempre quiere lo más fácil y sencillo, por eso es que cuesta tanto cambiar un hábito, por eso es que muchas personas tiran la toalla al dejarse engañar por la vocecita interna que siempre dice: ¡eso es demasiado!, ¡nunca la vas a lograr!, ¿para qué haces tanto sacrificio si al final vas a volver a lo mismo?… y la lista continúa hasta hacerse muy larga.

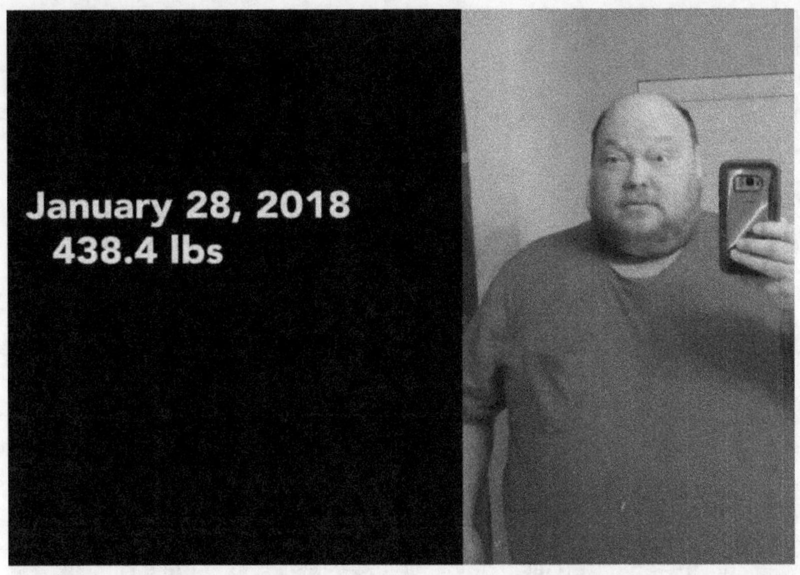


Aquí vemos como Hinds sigue firme en su objetivo de perder peso, en solo mes y medio había perdido 37 libras, a partir de este punto las cosas comienzan a ser diferentes, una vez que usted se da cuenta que lo que estás haciendo está dando resultados, ya eres imparable, a menos que se deje engañar por la vocecita que todos llevamos dentro, el efecto de ver pequeños progresos es como una bola de nieves, cuando se desprende una pequeña bola de nieves desde una colina, comienza a rodar muy pequeña, pero a medida que sigue rodando sin detenerse comienza a hacerse cada vez más y más grande, hasta que llega a un punto donde es imparable, y es cuando se forman las avalanchas.

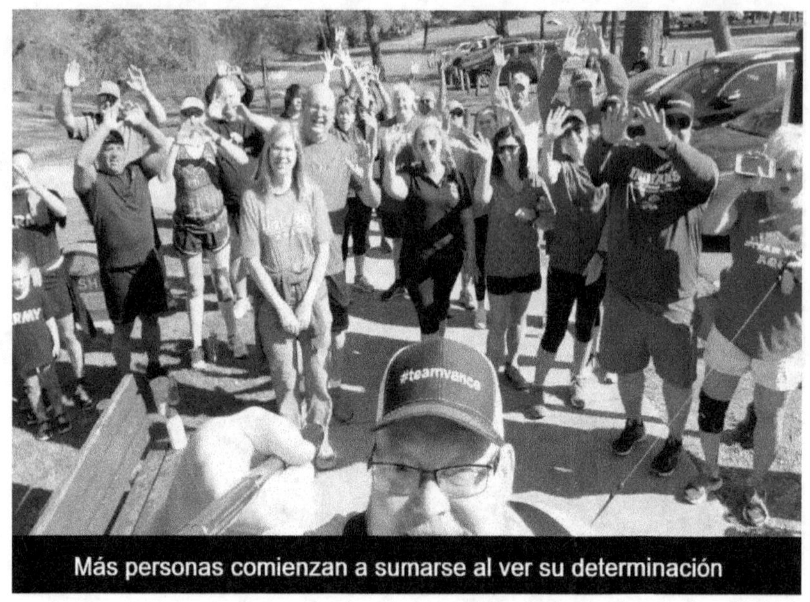


Más personas comienzan a sumarse al ver su determinación

En ese caso, cuando le demuestras al mundo y a usted mismo que lograr su objetivo es algo que lo ha tomado en serio, comienza el mundo, el universo o Dios (Como quieras llamarle) a mandarle todo el apoyo y herramientas que necesita para finalmente obtener el resultado que desea. En este punto vemos como mucho más personas comienzan a juntarse con Hinds porque han visto una inspiración, un compromiso que emana desde lo más profundo de su ser.

No existe algo más contagioso que ver otra persona con determinación, enfoque, compromiso y objetivos claros, por eso cuando tienes firmeza en lograr algo, más personas se identifican con su causa y comienzan a apoyarlo.

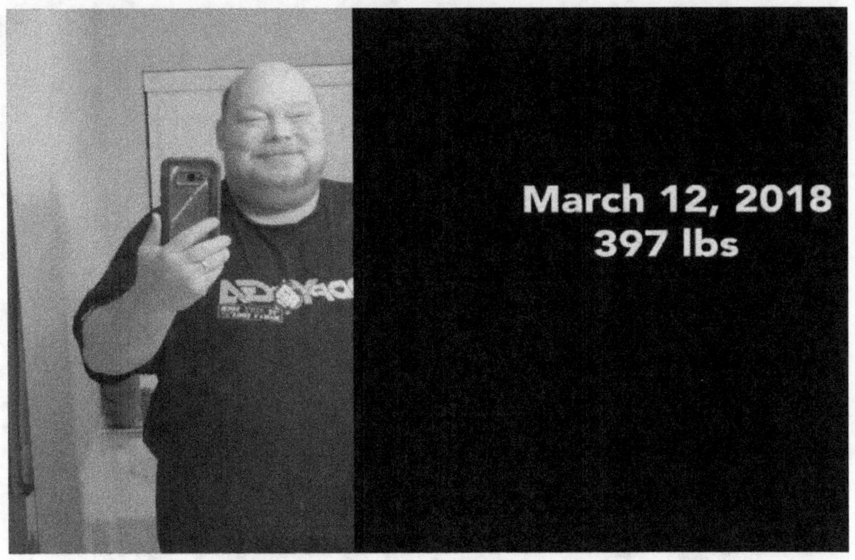



Hinds continúa con su compromiso de pesarse todas las semanas para ir viendo y anotando su progreso, o retraso, en solo casi 3 meses de haber iniciado lograr su objetivo, ha perdido 78 libras, nada mal para alguien que pesa 475 libras, esas pérdidas pueden significar para muchos volver a vivir, ya que es muy probable que un infarto haya estado acechando para apoderarse de él o ella en cualquier momento.

Perder unas 70 libras en 2 o 3 meses es un gran avance, de eso no cabe duda alguna, quizás no seas sobrepeso, a lo mejor sí, perder libras cuando alguien está persiguiendo ese objetivo, independientemente de la cantidad que sean, es inyectar energía y entusiasmo, porque se está acercando a lo que deseas alcanzar, por eso es muy importante que lleves anotado la cantidad de pérdidas, y cuando retrocedas y gane algunas libras, no se desanime, solo analizas que se hizo mal, corrigelo y vuelve hacerlo de nuevo.

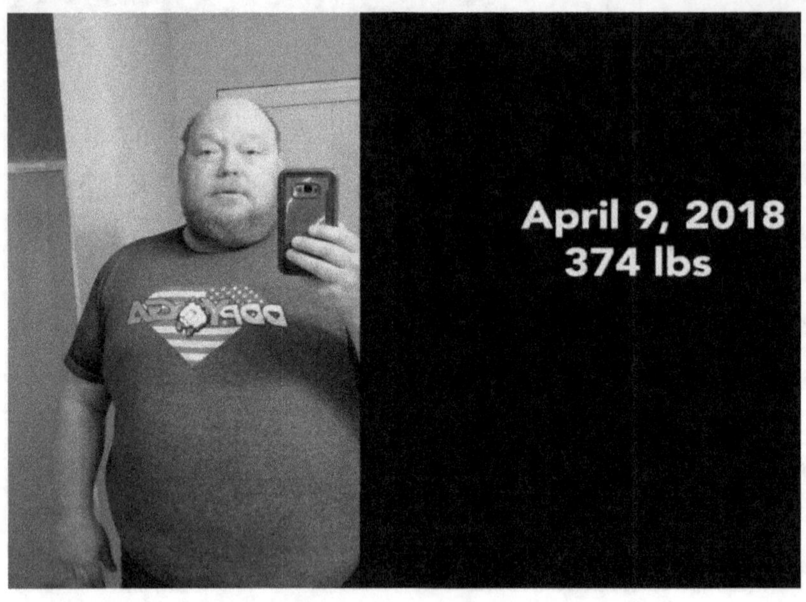


En esta etapa, ya había perdido 99 libras, eso para muchos significa tener un cuerpo magnífico, esbelto, saludable y en forma, pero para el señor Hinds representaba solo el 50% de su objetivo final. En 6 meses había alcanzado la mitad de lo que quería lograr, habrán personas que en esta etapa podrán alcanzar un 10% otros un 20% otros un 30% de su objetivo final, todo depende de usted y solo usted es el responsable de lo mucho o poco que desee alcanzar, usted es quien decide si desea ir a 20 KM/H o desea ir a 200 KM/H, yo le voy a mostrar el vehículo que lo llevará hasta dónde quiere llegar, pero usted es quien decidirá qué tan despacio o acelerado quiere llegar a su meta final.

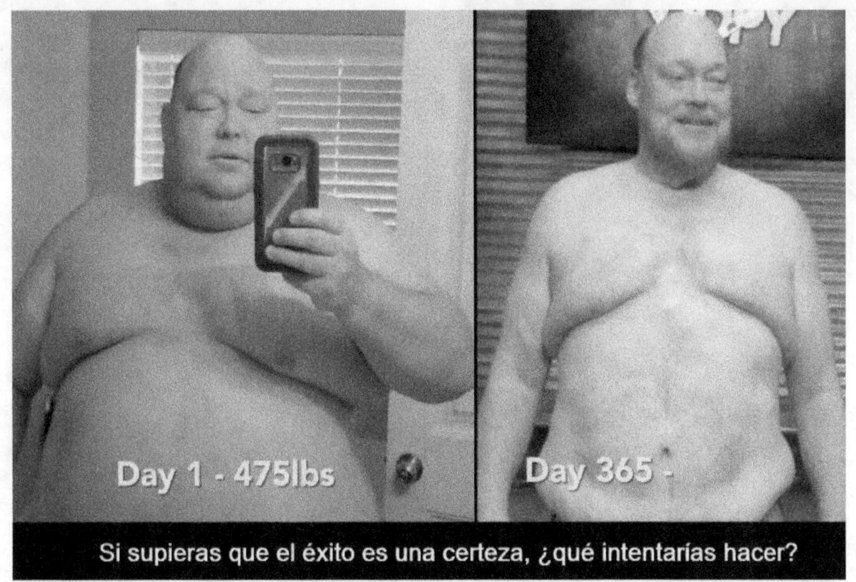



Día 1, 475 libras, Día 365, ya hay una diferencia muy notable en el peso corporal de este gran ser humano, todo lo ha logrado con determinación, esfuerzo y venciendo la vocecita interna que siempre nos dice cosas negativas, muy pocas veces o casi nunca nos dice algo positivo para empujarnos hacia delante, este es un caso el cual a muchos nos llena de inspiración y nos hace saber que si otros han logrado sus objetivos con menos posibilidades y en casos más difíciles de alcanzar, nosotros también podemos lograrlo.

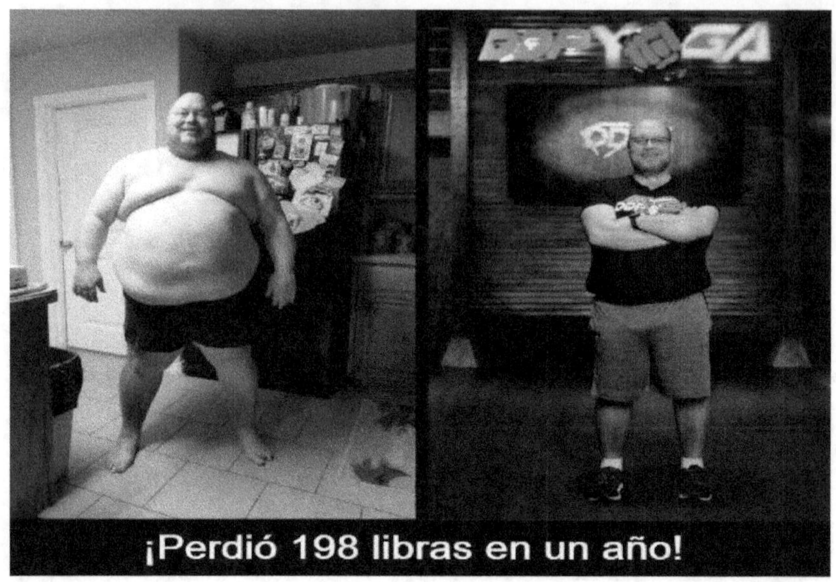



En el momento en que se midió un año después de comenzar su prueba, se sintió feliz. Los números en el peso leen 277 libras; había perdido 198 libras en un solo año, obtuvo fundamentalmente más vitalidad y mantuvo su ánimo en alto durante todo el procedimiento.

Esta historia le puede servir de inspiración para cuando inicie el camino hacia su objetivo y se tope con las barreras que encontrará, tenga la suficiente determinación y pasarle por encima a todo lo que se oponga entre usted y su deseo final, diga conmigo en voz alta: Yo sí puedo, Yo sí puedo, Yo sí puedo, Yo sí puedo. En este libro encontrarás todo lo que necesita saber para perder la cantidad de libras que desee perder, ya estos métodos están comprobados y re-comprobados que funcionan, es la misma información que usó Hinds para perder 198 libras en solo un año.

*Mi pregunta para usted ahora es:*

# ¿Aceptas el Reto?

# SEGUNDA PARTE

## MÉTODOS COMPROBADOS PARA BAJAR DE PESO

# MÉTODOS COMPROBADOS PARA BAJAR DE PESO

En el momento en que está buscando ideas para ponerse en forma, no se deje intimidar por los deportes que son muy intensos y duros, como por ejemplo levantar ciento de libras de pesas en un gimnasio, correr una maratónica, o simplemente hacer gimnasia hasta quedar exhausto de tanto entrenamiento físico.

Lo principal que debe garantizarse usted mismo al iniciar el sistema para ponerse en forma, es que estará en una situación ideal, confortable, cómoda, que le permita ir desarrollando resistencia poco a poco y paso a paso. Al establecer un objetivo de reducción de peso, asegúrese de mantenerlo práctico, sencillo y progresivo. Es difícil perder 30 libras en un par de días.

En el momento en que planteas y haces objetivos prácticos, puedes apreciar numerosas pequeñas victorias. Hacerlo muy intenso desde un inicio, simplemente lo prepara para la desilusión y frustración. Su objetivo de reducción de peso semana tras semana debe ser de una a dos libras. En otras palabras, su objetivo de reducción de peso semana a semana debe ser de alrededor de una libra cada siete días. Intentar perder más que eso es simplemente excesivamente.

Intentar ponerse en forma más rápidamente puede dañar su objetivo principal, ya que, al no ver los resultados esperados se puede frustrar y tirar la toalla, y en el peor de los casos, lesionarse en alguna parte al exigirle a su cuerpo más de lo que puede resistir. Más arriba le he compartido un plan de alimentos que lo ayudarán a reducir la cantidad de calorías que consume diariamente, lo que sin duda alguna, lo ayudará ir eliminando algunas libras semana a semana, al comenzar el régimen de alimentación, en todos los casos es mejor buscar la guía de un asesor de rutina de alimentación que pueda guiarlo hacia el mejor plan de reducción de peso para usted.

Las personas tienen diferentes organismos, por lo que la forma en que un régimen de alimentación viable para alguien que usted conoce, no significa que sea viable para usted. Busque ayuda con la solicitud para ampliar sus probabilidades de victoria. En el caso de que coma una cantidad mayor de calorías de las que su cuerpo necesita, se acumularán como grasa. Recuerde esto cada vez que esté descansando sentado ocioso y pensando en una cena colosal. No tiene que comer grandes cantidades, excepto si sabe que va a utilizar mucha energía para aumentar la acción física. En este sentido, las calorías que ingiere realmente se utilizan para darle energía cuando esté corriendo 20 KM, o levantando pesas. Abstenerse de comer antes de irse a dormir es lo mejor que puede hacer. En el caso de que comúnmente llegues a casa a las 10:00PM, propóngase no ingerir más alimentos después de las 8: 00PM. En el caso de que debas comer por completo antes de dormir, come vegetales y lávalos con agua.

A pesar de que generalmente no puedes esquivar comer antes de acostarse, haga lo que puedas para que sea una proporción pequeña. En el momento en que el cuerpo está latente, se eliminan las calorías excesivas. Puedes adelgazar paseando. Dar un paseo no puede ser útil para ponerse en forma, sin embargo, puede satisfacer su hambre. Puede destruir hasta 500 calorías por hora solamente paseando.

Es importante que mida los resultados.

Consistentemente, deberías estar haciendo al menos 10,000 pasos diariamente. En el momento en que conozca la medida de los pasos que hace, puede proponerse avanzar más. Cada progresión hace que se acerque más a alcanzar sus propios objetivos de reducción de peso. En lugar de utilizar un ascensor, suba por las escaleras. Esto puede ayudarlo a eliminar calorías y estirar los músculos de su cuerpo. En caso de que tenga que ponerse más en forma rápidamente, suba las escaleras más seguido. Continuamente sea cauteloso en el caso de que se lastime, podría estar preparándose para no tener la opción de realizar ninguna actividad y perder esos kilos indeseables. Aprenda sobre ejercicios aprecias. De esa manera, puede consumir una cantidad más notable de calorías y tener una adaptabilidad más sostenible. En el momento en que note el logro que estás obteniendo, no lo tomarás como esfuerzo o trabajo físico, y seguirás siendo estimulado cada vez más. Comer varias veces al dia,  es genial para ponerse en forma. Cuando esté preparando la cena, cocine también para el almuerzo del día siguiente. Haga un almuerzo rápido y sano para no tener que comer comida de la calle, comida chatarra o alimentos muy grasientos.

Intente ingerir los tipos correctos de alimento cuando comience la rutina de reducción de peso. Trate de no comprar los alimentos de mala calidad para tenerlos en su cocina. Deséchalo para que no caiga en la desafortunada alimentación que está dentro de su alcance.

Lo principal que debe hacer para estar más en forma es comenzar a comer bien. Disminuya la medida de calorías que come cada día. Un gramo de grasa contiene el doble de calorías que un gramo de almidón. Trate de no comer alimentos ricos en grasas, haga un esfuerzo para no utilizar aceite y limite el uso de lácteos.
Recuerde los alimentos ricos en fibra, por ejemplo, los alimentos cultivados en el suelo que le dan la sensación de estar lleno, al tiempo que elimina los alimentos ricos en calorías. Coma una mayor cantidad de comidas bajas en calorías durante el día. Manténgase alejado de las golosinas dulces, saladas o grasosas e intente diseñar otras opciones sólidas en caso de que piense que tendrá hambre antes de su próxima comida.

Su cuerpo estará mejor preparado para tener una mejor digestión en este sentido. Muerde o chupa trozos de hielo cuando quieras mordisquear alimentos de baja calidad. En el caso de que estés luchando contra el impulso de comer, dese un trago de agua. Simplemente poner agua en la boca puede ser suficiente para dispersar la inclinación. En el caso de que elija comer un bocado de nueces, en ese punto debe elegir nueces en sus cáscaras, contando las nueces y los cacahuetes.
Se requerirá algo de inversión para quitar las cáscaras, lo que provocará una menor cantidad de nutrientes. Las papas fritas preparadas no tienen un sabor excesivamente único en relación con las chamuscadas papas, pero son mucho más ventajosas: ¡algunas marcas tienen un 30 por ciento menos de calorías y grasas!.

Los aguacates son una opción extraordinaria en contraste con una parte de las golosinas grasosas que existen. Los aguacates tienen una gran cantidad de grasa, pero es una grasa SALUDABLE. Considere un taco de vegetales que tenga aguacate como una opción durante el día. Come menos carne roja. Un enfoque para hacer esto es recordar la carne roja cuando esté comiendo un plato vegetariano.

Por ejemplo, prepara un exquisito guiso de verduras con carne magra, o vuelve a cocinar brochetas con productos orgánicos, verduras y pequeños cortes de carne magra. Solo come las claras de los huevos. La yema contiene niveles significativos de grasa y colesterol. Las claras de huevo pueden darte la proteína que necesitas. Para los amantes de la alimentación italiana, los espaguetis sin pasta definitivamente se adaptan a sus gustos.

Combine las albóndigas vegetarianas, el calabacín, la salsa de tomate cruda y el orégano. Esta fórmula tiene muchas menos calorías que los espaguetis convencionales. Hay numerosos platos increíbles a los que puede acudir de una manera sólida. El plato de tres frijoles de verduras mixtas es una fórmula decente para agregar a su régimen de alimentación. Puede preparar en el hogar una forma baja en calorías.

Unir tres frascos de frijoles con aderezo puede proporcionar una excelente cena para su rutina de reducción de peso. Esto es suficiente para que comas durante toda una semana. En el caso de que sea un gran entusiasta de los aderezos verdes mixtos, cambie las cosas con aceite de oliva o vinagre. En caso de que esté inclinado a comer verduras en este sentido, verá estas alternativas como un increíble ahorro de calorías.

Coma gradualmente, aproveche al máximo su cena y participe en una charla con su familia. Procure detenerse parcialmente en cada comida. Deténgase e interrumpa para evaluar en caso de que todavía esté ansioso. Sintonice su cuerpo para darse cuenta de la cantidad que debe comer. Las personas pueden esperar perder mucho más peso si tienen la posibilidad de tener un compañero que lo ayude en lograr su objetivo.

Haga de la reducción de peso un encuentro para practicar junto a sus seres queridos, familiares o amigos. (Ese fué el método que usó Hinds para perder 198 libras). Intenta convertirte en compañero de las personas que realmente están en forma para que te sirva de inspiración. Podrías convertirlos en tu modelo con respecto a las cosas que necesitas lograr.

También puedes beneficiarte de su recomendación y orientación cuando se trata de mantenerse en forma. Con frecuencia, los alimentos más saludables en un supermercado se encuentran en el área de frutas y vegetales de la tienda, así que céntrate en eso primero.

Los alimentos muy pocos nutritivos como productos enlatados, quesos, lácteos y carne se encuentran en la parte interior de la tienda. Los alimentos preparados que contienen un montón de azúcar y sal, y muy poco saludables, siempre están en los pasillos.

Evada esos pasillos para combatir el impulso de comprar estos terribles productos. Es imperativo nunca eliminar por completo su alimentación preferida. En el caso de que deje de comer sus alimentos preferidos por completo, encontrará que anhela aún mucho más esas fuentes de alimentos. Terminarás comiendo mucho a largo plazo.

Comprar platos más pequeños puede ayudarlo a alcanzar sus objetivos de reducción de peso. Está en nuestra naturaleza llenar nuestro plato o tazón con alimento, sin embargo, a largo plazo, los platos, vajillas y vasos se han hecho más grandes y es más difícil controlar la cantidad que debemos comer.

El uso de un plato pequeño le permite llenar su plato mientras come menos. Intenta eliminar la palabra "dieta" de tu jerga. Decirles a las personas que está a dieta puede estimular matices o emociones negativas y puede desanimarlo.

Es importante hacer una revisión semanal del progreso que vaya teniendo mientras intenta disminuir de peso. Esto lo ayudará a tener presente su avance y ver qué está funcionando. Es una idea inteligente registrar su avance en un diagrama.

Las personas que lo controlan tienen mejores resultados. Prescinda totalmente de refrescos de su régimen de alimentación. Tienen montones de azúcar y carbohidratos, e incrementan el deseo de azúcar. Una decisión inteligente es una jarra de agua fría para combatir la sed y ayudarlo a ponerse sólido y delgado.

Asegúrese de traer consigo muchas picaduras vigorizantes para mantenerse alejado del hambre durante su día de trabajo. Esto es importante en el caso que esté demasiado o ansioso.

Comer con una alimentación balanceada es un gran logro para la reducción de peso. Para facilitar el progreso hacia una alimentación más beneficiosa, realice algunas sustituciones básicas. Eche un vistazo a los alimentos que usa regularmente y vea dónde puede deshacerse de las grasas no deseadas o calorías. Por ejemplo, puede sustituir la mantequilla con margarina o aceite vegetal.

Utilice yogur natural sin grasa en lugar de crema fuerte. No necesita vivir sin sus alimentos preferidos; simplemente modifíquelos para que se ajusten a sus planes de consumir menos calorías. Beba un vaso de agua antes de cada comida. Nuestras mentes confunden sed y hambre muchas veces, lo que nos lleva a comer cuando no estamos tan hambrientos.

En el momento en que sienta hambre, intente ingerir algo de agua primero. Estos métodos ayudarán a disminuir la ansiedad. Debes incluir algunas grasas para consumirla. No todas las grasas son malas para ti; Las grasas omega-3 insaturadas tienen numerosas ventajas y no se encuentran típicamente en alimentos procesados.

Puedes obtener  estas grasas en verduras y pescados como las truchas. Cocinar pescado, por ejemplo, el salmón, puede ser beneficioso para su salud. Una extraordinaria idea para ahorrar tiempo y dinero, es comprar salmón enlatado con el objetivo de que no necesite cocinarlo. Esta es una opción económica en contraste con filetes más caros o pescado entero. En el momento en que consumes menos de veinte gramos de azúcar después de un ejercicio, los azúcares pueden influir positivamente en tu cuerpo. Al comer un alimento con un poco de azúcar con ricas en proteínas y nutrientes, el cuerpo usará azúcar a fin de fabricar músculo.

Descansar es significativo. Es indispensable descansar en cualquier caso ocho horas. El descanso ayuda a mantener su digestión con el objetivo de que pueda consumir calorías. En el momento en que viaje, permanezca consistentemente con sus objetivos de reducción de peso. Intente llevar alimentos nutritivos y evite las comidas y cafeterías económicas. Asegúrese de traer muchas verduras, productos naturales y otros alimentos nutritivos.

Como son de tamaño pequeño y fácil de empacar, puedes comerlos de manera efectiva mientras viajas. Lo más importante que debe asegurarse de traer es agua. Hacer su ejercicio cardiovascular cuando se levanta al comienzo del día y antes de comer es un método increíble para ayudarlo a ponerse en forma. Hacer cardio en este momento realmente destruye varias veces las calorías. En el momento en que intente ponerse en forma, recuerde tomar una gran cantidad de agua e incluir también algunas prácticas de levantamiento de pesas.

Numerosas personas que intentan adelgazar tienen problemas con los estiramientos.

Beber agua al levantar cargas puede disminuir estos problemas. Abstengase de las cenas cuando intente perder libras. Es básico evitar los desencadenantes de atiborramiento. Esto implica que debe tener control sobre su condición. Debe mantener una distancia estratégica en su hogar de cualquier contacto con alimentos desencadenantes. Las probabilidades de que comas estos nutrientes son más notables cuando estás cerca de ellos, en cualquier caso, cuando no estás hambriento.

Cena a última hora de la tarde o temprano en la noche. En el momento en que come antes, su digestión tiene más oportunidades de eliminar las calorías. Los estudios han demostrado que, en la noche, su digestión se reduce significativamente. Al completar su cena puntualmente por la noche, le está dando a su cuerpo más oportunidades de consumir el alimento. Intenta incluir ejercicio en tu rutina diaria cuando intentes ponerte en forma. La práctica de alto impacto no es difícil de incluir en sus ejercicios diarios. Utiliza el mostrador de tu cocina para ejercitarte o luego vuelve a hacer flexiones cuando cocines.

Tiene una mayor posibilidad de adherirse a su régimen alimenticio concentrándose en cambios positivos. En lugar de intentar evitar detenerse en la tienda de golosinas preferida, comience otra tarea de detenerse en un lugar que sirve productos orgánicos. Sustituir una propensión actual por otra es más simple que poner fin a la propensión. En caso de que note que su postura vuelve a ser típica, simplemente corríjala una vez más. Esto ayudará a su postura y mejorará su tono general, incluso sus glúteos. Es satisfactorio no terminar su plato. Al crecer, nos aconsejaban constantemente devorar todo en nuestro plato.

Esta convicción juvenil ha llevado a numerosos adultos a un desafortunado aumento de peso. Preparar en casa lo que come fuera o en el trabajo, es extraordinario para salud. Concéntrese en lo que come y pare cuando se sienta lleno. Deténgase varios segundos y de un respiro durante las comidas. Nuestros cuerpos de vez en cuando se confunden y no tienen la menor idea cuando estamos llenos. Comience a detenerse en medio de sus comidas.

Deténgase por un momento y considere si está realmente hambriento. Utilice estos datos para elegir si tiene que comer más y la cantidad que necesita comer. Trate de no comer tres grandes comidas en poco tiempo, puede absorber una gran cantidad de calorías, lo que provoca una reducción de peso cada vez más problemática. Coma cinco o seis comidas pequeñas, y su reducción de peso será más probable. Mantenga sus comidas limitadas a cerca de 300 calorías. Para perder peso, afortunadamente, no necesitará eliminar totalmente su rutina de alimentación.

Todo lo que necesitas hacer es suplantarlo con una crema batida. L a margarina habitual, contiene una gran cantidad de calorías. Asegúrese de observar los alimentos que consume cuando está con un plan de mejorar su salud. La investigación ha demostrado que rastrear todo lo que está comiendo, en general, perderá más peso quien lo hace a diferencia de las personas que no lo hacen. Se ha demostrado que pierden aproximadamente el doble de peso en comparación con aquellos que no controlan lo que comen. Prepare los alimentos cultivados del suelo. Además, prueba los melones, los plátanos, las frutas, y utiliza algunos vegetales crudos para que te ayuden a alcanzar tus objetivos de reducción de peso. Intenta comer vegetales verdes, son súper nutrientes. Las verduras verdes están cargadas de hebras, nutrientes, minerales y suplementos. El brócoli, las judías verdes, las espinacas y la col rizada son algunos ejemplos de las verduras verdes más ventajosas. Verá la reducción de peso que necesita si consume regularmente estos alimentos en su régimen de alimentación.

Anote los alimentos que necesita comprar antes de visitar el mercado y trate de evitar otras cosas. También podría ser útil restringir el tiempo que dura para buscar productos básicos.

Esto evitará que vea detenidamente y se sienta atraído a comprar alimentos grasientos. Puedes tener la ayuda de sus mascotas cuando haga ejercicio. La mayoría de las mascotas pueden ser buenos compañeros y excepcionalmente útiles. Puedes caminar, correr o simplemente jugar con tu mascota. Comience a comer guiso de frijoles y pimienta. Los pimientos picantes son excepcionalmente sabrosos, y también le dan un impulso a su digestión. Posteriormente, su cuerpo tendrá la opción de consumir más calorías.

El pimiento guisado se puede utilizar en numerosos alimentos, incluidos los platos de aves y los huevos. Este es un método extraordinario para agregar nuevos sabores a su régimen alimenticio. Registre cada mordisco que come y la totalidad de sus horarios de actividades. Las personas que siguen lo que comen les ayudarán a ponerse más en forma. Puede perder el doble de calorías con sólo enfocarse y ser cauteloso. Intenta mantenerte positivo cuando intentas ponerte en forma. En el momento en que eche un vistazo a sus programas de dieta y ejercicio a medida que se transforma, será más fácil para usted seguir persuadido. Una historia inspiradora es increíble para superar los días problemáticos.

Conseguir que mantenga su régimen alimenticio es un logro significativo para comer menos carbohidratos. Tómate una noche para ti o sal con amigo/as para descansar de tu régimen de alimentación. Compre prendas para mostrar su nueva composición física, esta es una acción psicológica que lo ayuda a ganar confianza y sirve como premio físico para usted.

Los anhelos o ansiedades hacen que muchas personas ignoren o detengan sus planes de control de peso. Busque alternativas bajas en calorías de los nutrientes que ama. Estos pueden cumplir tus anhelos, mientras te mantienen en el objetivo. Debe tener un calendario para elaborar su plan de reducción de peso. Tiene sentido decidir un horario establecido todos los días para terminar sus actividades.

Asegúrese de escribirlo en su organizador con el objetivo de no planificar nada más durante ese tiempo. En el caso de que reduzca el consumo de papas fritas y otros alimentos grasosos, verá que la piel mejora y elimina espinillas. Según algunos exámenes, hay numerosas ventajas de tener una rutina de alimentación que sea alta en proteínas y baja en grasas.

Su apariencia mostrará los impactos negativos de comer una dieta con alto índice glucémico. Dependiendo de la alimentación como fuente de consuelo puede ser negativo para su peso, por lo que debe mantener una distancia estratégica de esta dependencia sin importar lo que pase. Hacer ejercicio puede ayudarlo a sentirse mejor cuando está deprimido.
La investigación ha demostrado que la actividad libera endorfinas, lo que le da a su estado mental un impulso decente mientras lo ayuda a ponerse en forma.

Las fotos 'Anteriormente' y 'Después' son un método increíble para visualizar su progreso en la reducción de peso. Esto hace que obtenga un punto de vista sobre su avance, cuando la báscula dice que no ha perdido peso. También puede mostrar su avance al compartir sus fotos con sus compañeros. En el caso de que establezca un estándar para usted mismo que le permita hacer sus rutinas diarias, es más propenso a permanecer enfocado en su objetivo de reducción de peso y no darse por vencido fácilmente. Intenta dar un paseo antes de cenar.

En caso de que haga esto, consumirá algunas calorías adicionales directamente antes de la cena. También verá que se sentirá lleno, incluso a pesar de que come menos. Esto no solo se aplica a las personas que ahora están semi en forma. Esto también funciona para personas con sobrepeso extremo. Las personas se vuelven más activas mientras descansan, que es el punto en el que también consumen una gran cantidad de calorías. A fin de cuentas, una persona necesita descansar ocho horas al día. Su cuerpo se enfría cuando el agua fría entra despejando su camino a través de su estructura.

Para reparar las fatigas y elevar su temperatura, su cuerpo comienza a consumir grasa almacenada. En el momento en que come, no traiga un exceso de alimento a la boca de inmediato. A fin de cuentas, devorará más alimento en caso de que coma rápidamente, ya que su estómago no tiene la oportunidad de indicarle que está lleno.

En caso de que simplemente recuerde estos consejos, la reducción de peso será más fácil. Pasear mucho puede ayudarlo a consumir calorías mientras mira su alrededor, además, caminar es mejor que andar en taxis. Después de todo, las excursiones están relacionadas con divertirse muchísimo".

Sin embargo, será cada vez más fructífero en caso de que mantenga su rutina de alimentación constantemente. Es posible que necesite contratar a un experto para que lo ayude a descubrir cómo comer adecuadamente. Existen numerosos expertos que pueden ayudarlo con planes semanales, darle orientación, dirección y registros de compras. Esto evita que te veas obstaculizado con pequeñas sutilezas y hace que te centres en el plan maestro. Haga ejercicio mientras habla por teléfono. Trate de no sentarse cuando tenga una conversación telefónica; pasee mientras lo hace.

No haga nada extenuante. Simplemente ponga en marcha su cuerpo y se sorprenderá de cuántas calorías pierdes diariamente al hacer pequeños ajustes diarios. Un gran aporte para ponerse en forma es darse cuenta de la cantidad de calorías que consume en el día. Debe tener sentido qué cantidad de calorías necesita cada día. En ese momento, registre las calorías que está consumiendo en cada cena.

Garantice que sus calorías disminuyan de manera general para garantizar que no supere sus medidas diarias permitidas. El sexo parece reducir las ansias de las personas. Además, es un enfoque de placer para quemar algunas calorías. A decir verdad, afirman que el sexo es útil para perder alrededor de 150 calorías cada media hora cuando se hace con precisión e intensidad, ¿a cuántos les gusta el sexo intenso? uy, ya veo algunos rostros sonrojados!. Crea un horario de alimentación estable. Se ha demostrado que la gran mayoría aprecia saber cuándo es su próxima comida y son más reacios a buscar otro tipo de alimento cuando no conocen su calendario. Por lo tanto, es esencial establecer un horario de comida y cumplirlo. Haga ejercicio entre tres o cuatro veces por semana para obtener mejores resultados. Establezca un calendario que funcione para usted.

En caso de que al comienzo del día, antes de ir al trabajo o al final del día es su mejor opción, hágalo. En caso de que sea ideal salir por la noche después del trabajo, haga ejercicio en ese punto. Haga que su objetivo sea lograr la consistencia, y pronto su peso irá desapareciendo. Está demostrado que un tazón de granos 5 veces por semana puede ayudarle a perder peso extra. En el momento en que come avena, está ingiriendo calcio y ayudando su ritmo cardíaco.

Aunque numerosos granos no ofrecen este tipo de ventajas restaurativas, mantenga una distancia estratégica de los granos como Capitán Crunch y Fruit Loops. Quédate con cereales con bajo contenido de azúcar. ¡Puede ayudar a aplanar su vientre mientras está sentado en su área de trabajo! El transverso del abdomen es el punto focal esencial de los ejercicios del área del estómago. Hágalo más firme succionando su estómago y sosténgalo mientras se relaja. Un poco de vanidad no puede ser malo, especialmente cuando intentas ponerte en forma.

Mírate en el espejo y salúdate a ti mismo por tu difícil trabajo y por el nuevo cuerpo que estás logrando.

Esto te ayudará a mantenerte enfocado e inspirado. Aprecia la conversación cuando estés en un restaurante. Esto le da a su cuerpo el tiempo para procesar su alimentación adecuadamente. Hable sobre su día, comparta intereses y aprecie la organización con la que trabaja. Observe las calorías en sus bebidas de refrescos y jugos cuando se abstiene del consumo excesivo de alimentos. Todas las bebidas que bebes, aparte del agua, contienen algunas calorías.

Cada una de esas calorías está en refrescos como bebidas gaseosas, cerveza, té dulce, bebidas espresso, y eso es solo el comienzo. Controle estas calorías y recuerdalas para su chequeo rutinario todos los días. Si le encanta la pizza, existe un método simple para reducir sus calorías en caso de que necesite comerla. Esencialmente, unta tu pizza con una servilleta o una toalla de papel; hacerlo absorberá todo el aceite y grasa adicional.

Para obtener resultados ideales, debe ver la reducción de peso como un aspecto importante de un cambio sólido en su forma de vida. Esta actitud global es indudablemente más ventajosa que verlo como una oportunidad para adelgazar rápidamente. En caso de que esté listo para cambiar los patrones de comportamiento negativo que hace con frecuencia, las probabilidades de lograr una reducción de peso serán mayores.

Comer alimentos menos grasos puede ayudarlo a ponerse más en forma. Numerosos exámenes muestran que comer grandes cantidades de proteínas y un mínimo de grasas es útil para su bienestar. Su piel está diseñada para trabajar con una medida específica de aceite.

Comer alimentos con alto índice glucémico hace que su piel descargue más grasa, lo que puede dañar su composición. Paso a paso, disminuya la cantidad de alimento que come en cada sesión durante el día. En caso de que, por regla general, tenga un pequeño sándwich para el almuerzo, intente comerlo. Será más fácil eliminar las calorías de la comida principal, ya que una gran parte de nosotros somos más activos durante el día. Planifique sus comidas desde el comienzo de la semana para darse cuenta de que está comiendo bien y así no gasta tanto en productos básicos.

Al comprender lo que está comiendo, puede controlar las cosas que necesita, lo que ayuda a simplificar sus comidas. Establezca un plan vegetariano agradable para tener en el refrigerador o almacene granos enteros para masticar. Informe a todos sus conocidos sobre su decisión de ponerse más en forma. Quizás componer un blog sobre esto puede sacarlo de apuros. En el caso de que el plan primario de dieta no pueda ser tan rápido como había confiado, no se desanime.

Dese un tiempo para cuantificar, independientemente de si está funcionando. No debes ser un desafío para usted mismo ni rendirse. Limpiar afuera, podar el jardín, quitar las gramas lo ayudarán a consumir docenas de calorías. Cuantas más actividades físicas realices, mayor será el consumo de calorías. Conozca los alimentos que se publicitan como bajas en calorías o grasas cuando espera ponerse en forma. Cuando haya preparado su comida del día, intente llevar agua como su bebida de por el resto del día. Nada es más beneficioso para usted que el agua, ya que no aporta calorías, grasas o azúcares y es lo mejor para usted en sus esfuerzos de reducir peso. En caso de que solo beba agua después de su desayuno, estará en camino de perder libras indeseables.

Elimina el licor de tu vida. Una bebida con gran medida está bien, sin embargo, una cantidad excesiva puede hacer que sea particularmente difícil bajar de peso. Las bebidas mezcladas normalmente se contaminan con calorías. Las sopas que contienen verduras y frijoles te ayudarán a sentirte lleno más rápido. En caso de que sienta hambre, espere 15 minutos antes de comer. Algunas veces puede sentir ganas de comer cuando realmente su cuerpo está realmente sediento o agotado.

En el momento en que esto ocurra, dé un paseo o beba un poco de agua. Descubre cuál es realmente tu peso óptimo. Navegue por Internet para ver su óptimo peso corporal dependiendo de su estatura y su tipo de cuerpo. Es posible que este número no sea lo que siempre ha pensado, pero sigue siendo coherente con él en caso de que necesite tener éxito. Estos datos pueden ayudarlo a definir objetivos sólidos y sensibles. Habitualmente, las comidas con menos calorías son bajar en el sabor y el azúcar. En la actualidad, puede consolidar azúcares y aditivos para que sus comidas también sean atractivas.

# FORMAS DIVERTIDAS PARA PERDER PESO

## Clase de trapecio

La clase de trapecio, con toda honestidad, es un ejercicio extraordinario para aquellos que buscan aumentar la adrenalina, quemar calorías y eliminar algunas libras extras. Confía en tu trapecista a fín de que te atrape.

## Move Dance Revolution

Move Dance Revolution, es un juego que puedes verlo en la computadora o tablet, una forma de mover el cuerpo para el bienestar. Siga los pasos que ve en pantalla, un movimiento intenso y atractivo al ritmo de las melodías para quemar grasa.

Consume calorías, y antes de que te des cuenta, estarás en el siguiente nivel y habrás perdido varias libras.

## Capoeira

Capo, ¿qué? Capoeira es un arte brasileño que consolida técnicas combativas, gimnasia, movimiento y música.

Con profundas raíces en la historia de África y
Brasil, esto no es hacer ejercicio promedio. Esté
preparado para intentar movimientos complejos con
patadas altas, golpes, movimientos y sacudidas
constantes.

## Escalada en interiores

La escalada en interiores es fundamentalmente una rama
de la escalada en roca en la que los individuos escalarían
los divisores de escalada hechos por el hombre.

Estos son divisores construidos falsamente unidos
con presas que se hacen pasar por divisores de montaña
genuinos. Finalmente, la escalada en interiores imita el
ambiente de la escalada genuina, a pesar del hecho de
que es en una situación controlada.

## Cardio Kickboxing

Realice movimientos habituales de kickboxing y
consolide con un desarrollo rápido y música alegre, y
tendrá cardio kickboxing. Obtén un cuerpo a tope con
este ejercicio de alta fuerza. El bienestar cardiovascular
nunca ha sido tan favorable.

## Boxeo

Boya como una mariposa, pica como una abeja. Tome un consejo de Mohammed Ali y pruebe el boxeo.

Muy bien, tal vez no estés preparado en este momento, sin embargo, las clases de boxeo cardiovascular o boxeo son ejercicios extraordinarios para consumir calorías, mejorar la coordinación, fabricar músculos, mejorar la velocidad y la preparación.

## Baile ingenioso

Se ha preguntado sobre el baile ingenioso? Las clases de ejercicios motivados de baile expresivo, pueden ayudarlo a comprender el cuerpo de las bailarinas de ballet.

El ingenioso trabajo de baile en la barra, las actividades en el piso y los estiramientos ayudarán con la pose, la igualación, la calidad y la destreza. Esta clase de baja influencia puede dar resultados de alto efecto.

## Post Balile

Libere a su joven salvaje interior y tonifique su cuerpo simultáneamente. Los ejercicios de movimiento de ejes o ejercicios de "striptease" son formas divertidas para que las mujeres se liberen un poco sin detener sus trabajos diarios para convertirse en artistas fascinantes.

Las acrobacias del eje trabajan todo el cuerpo al fortalecer los brazos, abdominales y piernas. Además, ¿a quién no le importa sentirse exótico y atractivo de vez en cuando?

## Saltar la cuerda

¡La cuerda de saltar no es solo para los niños! Es realmente una actividad increíble que consume mucho oxígeno y realmente quema cientos de calorías. Dependiendo de su resistencia, puede quemar hasta 20 calorías por cada momento con solo saltar la cuerda.

¿Por qué no recuerdas esos días de niño/a y obtienes una cuerda hoy? Este ejercicio puede ser muy efectivo.

## Tai Chi

En el caso de que no pueda con el poder del boxeo, el Tai Chi puede serlo. Jujitsu es una práctica china centenaria que asocia la psique y el cuerpo a través de movimientos moderados, controlados y suaves y la contemplación.

Este ejercicio convencional amplía la calidad, mejora la coordinación e incluso reduce la presión y el pulso. Entonces, en caso de que desees bajar de peso, intente este ejercicio con resultados sorprendentes.

## Rebote urbano

El rebote urbano es un ejercicio cardiovascular interesante y de poca influencia que utiliza un trampolín. Es simple en las articulaciones, pero por otro lado se asegura de hacerle sudar. En el caso de que no quiera invertir recursos en su propio trampolín y el conjunto de DVD, rebote urbano se ofrece en diferentes centros de ejercicio en todo el país.

## Pelota bosu

La pelota bosu es un poco de acción física utilizado en numerosas clases de ejercicio cardiovascular.

Esta pelota medio divertida se puede utilizar para agregar potencia a cualquier actividad que consuma oxígeno. Puede utilizar el Bosu tanto con el lado nivelado como con la bola hacia arriba para mejorar la paridad y la calidad del centro.

## Ciclismo en interiores

En caso de que esté cansado de su ejercicio típico y preparado para probar nuevos deportes, eche un vistazo al ciclismo en interiores.

Con un educador o DJ que maneja la clase de alta vitalidad, consumirá la mayor cantidad de calorías en una bicicleta estacionaria personalizada en la posición exactamente como deseas. Además, recuerde cómo sus piernas se fortalecerán en un par de estas reuniones de ciclismo en interiores.

## Ejercicio con pelota de actividad

Es una pelota de vinilo hinchada que se utiliza de muchas maneras. Desde excursionistas hasta Pilates y divisores, la pelota ayuda a reforzar el cuerpo y mejorar la confiabilidad y la ecualización del centro.

Además, sentarse en una pelota puede ayudar con la postura, y realizar abdominales fortalece los abdominales al hacer que su cuerpo trabaje de manera única.

## Yogilates

Hace mucho tiempo, el yoga y el Pilates se unieron y tuvieron un ejercicio llamado Yogilates, una mezcla de los sistemas de yoga y Pilates. Este ejercicio incluye actividades de enredo y actos de yoga que trabajan los músculos, pero además hace que uno se vuelva cada vez más consciente del cuerpo.

## Hip-Hop

En ese momento, un ejercicio de movimiento de rebote de cadera puede ser la actividad ideal para usted. Los movimientos rápidos y organizados lo harán sudar y consumir calorías sin sentir que está haciendo ejercicio.

Considéralo un viernes por la noche en su club de baile preferido; pero para nada como una salida nocturna, se sentirá extraordinario a la mañana siguiente.

## Indoboarding

¿Cómo consiguen los surfistas esos cuerpos delgados y en forma? Es la forma en que se trabaja el cuerpo cuando se navega, preparando sus cuerpos para utilizar el equilibrio, la coordinación y la paridad.

El indoboarding es un método increíble para recrear la experiencia de surf para obtener ese cuerpo de surfista. Es esencialmente un tablero colocado en una barra que permite que el cuerpo gire hacia adelante y hacia atrás. Intente utilizar una tabla de indo para preparar su cuerpo y quemar calorías.

## Acondicionamiento corporal total.

El moldeado corporal total es solo eso, una estrategia para acondicionar el cuerpo para expandir la resistencia, la perseverancia y la adaptabilidad.

Generalmente incluye equipo, por ejemplo, cargas, barras corporales, grupos de oposición y el cielo es el límite desde allí. Inténtalo y perderá 500 calorías. No es tan dificil, ¿verdad?.

## Campo de entrenamiento

Necesita esa patada adicional en la parte trasera para ponerse en forma como un violín? Intenta probar en un campo de entrenamiento en su vecindad.

El campo de entrenamiento sin duda llevará a cabo la responsabilidad, especialmente en caso de que sea alguien con un requisito adicional de inspiración para trabajar. En este sentido, no puedes decir que no, excepto si necesitas perseverar a través del castigo de 50 flexiones.

## Aeróbicos de intensidad

Los aeróbicos de alta intensidad es un ejercicio de
moldeo de ritmo rápido que une las prácticas de
oposición con ejercicios de estimulación cardíaca de alta
fuerza, realizados en un movimiento rápido y suave.
Cuando finaliza un circuito, continúa con el siguiente
circuito. Incremente el músculo y mejore el sistema
cardio-respiratorio a través de este ejercicio.

## Remar

Probablemente el mejor ejercicio para obtener los brazos
acondicionados es remar. El desarrollo minucioso del
remo contra la obstrucción del agua refuerza los brazos y
consume calorías.

Una máquina de remo recrea un desarrollo similar
y le ofrece un ejercicio de prueba similar en el interior de
un parque.

## Entrenamiento abdominal

Los abdominales condicionados pueden muy bien ser
uno de esos objetivos que todos queremos alcanzar, pero
difícilmente lo alcanzamos.

Podría ser uno de los ejercicios más simples y
rápidos que puede hacer. Intente solo 15 minutos de
trabajo muscular del estómago (abdominales) antes o
después de su ejercicio estándar y comenzará a obtener
resultados.

## Ciclo de Yoga

Verdaderamente, lo ha leído con eficacia. Ciclo de Yoga es otro ejercicio que combina las características zen del yoga con la fuerza del ciclismo indoor para proporcionar un ejercicio decente que consuma grasa, pero que además asocie el cuerpo y el cerebro durante el movimiento completo. ¡Sorprende a los dos universos y prueba algo nuevo!

## Ejercicios de peso de la mano

Sueña con brazos condicionados? Las pesas de mano (o cargas libres) hacen un trabajo increible para lograrlo.
Consiga pesas de 10 lb para acondicionar los brazos. Las pesas libres también se pueden utilizar con actividades cardiovasculares para incluir una preparación de calidad y aumentar la potencia.

## Acondicionamiento central

A través de las condiciones habituales del centro, una combinación de Pilates, yoga y cardio, junto con música alegre, su cerebro y cuerpo estarán más firmes y tranquilos.

## Correr

Es una razón increíble para salir, particularmente mientras el clima se está volviendo más cálido.

La primavera es el momento ideal para correr al aire libre: emprenda una aventura e investigue varias zonas en su vecindario o parque. ¿No eres un velocista? Trate de no preocuparse: tome una velocidad constante y agregue una milla a su separación cada vez que pise el asfalto.

## Entrenamiento de suspensión TRX

Es una práctica de peso corporal que utiliza cuerdas de suspensión. Fue hecho por un Navy SEAL para prepararse mientras estaba en misiones, lo que hace que este ejercicio de obstrucción sea uno que puedas hacer en cualquier lugar.

Para todo el moldeado del cuerpo, cree su propio Entrenamiento de suspensión TRX o descubra una clase cercana a usted.

## Wii Fit

¿No le encanta que un juego de Nintendo también pueda ser una herramienta de ejercicio? Con Wii Fit, puedes jugar la totalidad de sus juegos preferidos y tener reuniones de ejercicio guiadas directamente en su salón.

Además, está listo para personalizar sus ejercicios, controlar su desarrollo y llevar la cuenta de las calorías consumidas. ¿Quién dijo en algún momento que pasar tantas horas delante de la televisión fuera mal para ti? Estamos apreciando el bienestar del siglo XXI.

## Ciclismo

Ciclismo es una práctica extraordinaria de clima cálido que consume calorías. Andar en bicicleta no solo le permite hacer ejercicio, sino que también está listo para investigar un nuevo entorno.

Los destinos, la vista y un poco de sudor nunca lastiman a nadie. A decir verdad, hace que su cuerpo y su cerebro se pongan geniales.

## Ejercicios de piscina

Utilice el tiempo de la piscina cuando el clima sea lo suficientemente cálido. Las actividades en la piscina, por ejemplo, el ejercicio estimulante del corazón acuático (o AquaFit) y Aqua Zumba son prácticas extraordinarias de preparación para aquellos que necesitan ejercicios de poca potencia.

El agua disminuye el peligro de heridas musculares y articulares y tiene en cuenta un alcance de movimiento más notable. Tome una clase en su centro de ejercicios o piense en su propio horario de ejercicios oceánicos.

## Escalada

Los amantes de la naturaleza pueden ir a los senderos de escalada para una actividad de consumo de oxígeno en el aire exterior que asegura de acondicionar todo el cuerpo.

Dependiendo del paisaje y de cuán inclinada sea la subida, puedes llegar a perder 500 calorías durante una hora de subida. Un poco de luz del día y un paseo agradable, naturalmente, pueden ser simplemente lo que su cuerpo necesita.

## Club Sports

En caso de que no sea tanto un roedor de centro recreativo, sin embargo, necesite mantenerse dinámico, los deportes de club podrían ser lo ideal para usted.

Una rivalidad agradable puede ser una inspiración para que su cuerpo funcione. Independientemente de si es kickball, softball o incluso dodgeball, unirse a una actividad grupal sin duda lo mantendrá dinámico.

## Tenis

Vestirse de blanco y desafiar con sus compañeros a un partido. Los juegos de tenis son un método increíble para consumir calorías mientras te diviertes muchísimo.

Lo que es más, excitante, es una victoria exitosa para usted, ya que a pesar de todo, haces un ejercicio extraordinario prestando poca atención al resultado final del partido.

## Patinaje sobre ruedas

Excepto si usted vive en las pocas comunidades urbanas donde el clima es ideal durante todo el año, el patinaje sobre ruedas queda muchas veces fuera del radar.

Patinar es una actividad que consume oxígeno y hace que su cuerpo trabaje un poco más duro que al andar en bicicleta, pero no tan duro como correr. Entonces, en caso de que estés buscando quemar grasa, este juego es para usted. ¡Ponga recursos en un par de patines y destruya 450 calorías en poco tiempo!

## Yoga

Refuerce su cuerpo a través del yoga: realmente es el ejercicio ideal para cualquiera que quiera quemar calorías. Además, es un movimiento increíble para que trabajen los músculos que no se utilizan constantemente de la misma manera en los deportes.

Vinyasa es un famoso estilo de yoga que asocia las posturas de forma práctica y destaca la respiración con las distintas posturas. Es un estilo de ritmo moderadamente rápido cuando se compara con diferentes tipos de yoga.

## Zumba

Prepárese para moverse al ritmo de la música con Zumba, una clase de danzas bien conocida en latín que se ofrece en centros de ejercicio en todo el país.

Es un baile de bienestar que lo hará sudar y consumir calorías en un ambiente divertido y lúdico. Se requiere muy poco para esta clase de vitalidad presionada, aparte de tus zapatos y un poco de musicalidad.

## Bikram Yoga

¿Preparado para un nuevo programa de ejercicios? No, realmente queremos decir caliente. Bikram Yoga (o yoga caliente), es una especie de yoga que se realiza en una habitación calentada a 105 grados F con alta humedad. Esta práctica de yoga se asegurará de que sudes y le dé un estiramiento más profundo, evitando lesiones y restableciendo los músculos. ¿Quién necesita un sauna cuando haces yoga?

**Paseando**

Lo hacemos constantemente, sin embargo, nunca lo consideramos realmente un ejercicio. ¿Te diste cuenta de que caminar 10,000 pasos por día podría ayudar a reducir el peso y mejorar el bienestar?

Eso es idéntico a cinco millas, o 30 horas de paseo, aproximadamente. Entonces, ¿para qué estás detenido? ¡Levántate y da un paseo!

**Natación**

Si bien no todos somos nadadores, la natación puede ser un ejercicio extremadamente útil para cualquiera que desee salir del aburrimiento. Aumenta tu pulso, sin embargo, no es difícil para tu cuerpo.

Flotar a través del agua haciendo diferentes golpes también puede ser extremadamente relajante. La natación funciona prácticamente en todos los músculos de tu cuerpo. ¡Es hora de preparar ese traje de baño para su nuevo cuerpo de traje de baño!

**Moviéndose**

Sube la música y simplemente muévete! El bienestar generalmente no necesita ser controlado o temido. ¡Muy bien puede ser divertido y tranquilo! ¿Solo en casa? Poner ciertas canciones y rockear. ¿Viernes por la noche? Salga a la pista de baile con compañeros, simplemente sostenga las bebidas mezcladas. Haz ejercicios de movimiento en un estudio cercano. Foxtrot o el tango pueden ser simplemente el nuevo cardio.

## Montar a caballo

Tener un compañero de ejercicio da inspiración y respaldo a las personas que luchan con el ejercicio. Tener un pony como un amigo de ejercicio es un placer absoluto.

¿Te diste cuenta de que montar a caballo ofrece muchas ventajas indistinguibles? Montar caballo tonifica los músculos de la parte inferior del estómago y ayuda con la respiración, la paridad y el control. ¿Diría que está listo para ese ejercicio de equitación?

## Baile africano

Obtenga una participación social, melódica y dinámica en el movimiento africano. Aprenda los movimientos africanos habituales mientras hace un ejercicio cardiovascular. En numerosas clases de movimiento africano, un baterista establece el tono y el ritmo. ¡Cualquier ejercicio es divertido cuando hay tambores en vivo incluidos!

## Pilates

Pilates es un ejercicio convencional que trabajará tu centro y tus músculos. Adquiera fuerza sobre sus músculos y la respiración adecuada al mismo tiempo que refuerza su cuerpo.

Establecido por Joseph Pilates hace más de 70 años, este entrenamiento es actualmente uno de los ejercicios más convencionales en la actualidad. Encuentra diferentes tipos de clases de Pilates en el centro recreativo de tu vecindario o en el estudio de Pilates.

# PASAR BUENOS MOMENTOS

Hay dos tipos de diversión: diversión en el parque temático y disfrutar la construcción de su nuevo hogar. Tener un cuerpo extraordinario no será fácil de conseguir, sin embargo, será divertido cuando llegues.

## Abstenerse del consumo excesivo de alimentos:

Unos pocos temen abstenerse del consumo excesivo de alimentos, sin embargo, la gran mayoría no puede ni pensarlo. Así que no se asuste cuando escuche la palabra dieta, ya que se trata  de lo que consume en este momento. ¿Qué comiste en tu última comida? Eso es lo que forma parte de su rutina de alimentación actual.

## Dieta anunciada:

Planificaremos su rutina de alimentación, sin embargo, armará el régimen de alimentación que funcione para usted. Esto le permite ver su evolución progresivamente y elegir los alimentos que le gusta comer o que cree que serán los mejores para usted.

Tenemos un resumen total de alimentos que describe cada tipo que necesita. Por ejemplo, la clasificación de proteínas tiene un resumen de carnes, aves, huevos, proteína de suero, etc. Tienes la oportunidad de elegir cuál de estos alimentos necesitas comer con cada comida. Los alimentos que hemos agregado deben ser un menú diferente.

Independientemente de si su objetivo es perder peso, tonificar o tener más vitalidad; Estos son alimentos que lo ayudarán a llegar allí. Mientras más magra esté su dieta, más saludable estará su cuerpo. Le garantizo que se sentirá mejor y tendrás más vitalidad. Entonces, me estoy tratando de asegurar que su pérdida de peso sea para siempre.

Este programa será una prueba de calidad física, sin embargo, más críticamente, será una prueba de su calidad psicológica. Has llegado hasta aquí y está muy claro que estás preparado para un cambio.

# TERCERA PARTE

## EL MÉTODO DE 12 SEMANAS

# EL METODO DE 12 SEMANAS

Comprometa 12 semanas de su vida para implementar una mejora consistenetemente. Compruebe los cambios que vayan surgiendo en su cuerpo y se si está acercadose al que siempre has deseado.

Haga exactamente lo que le presentaré más abajo y le aseguro que serás efectivo. La oportunidad ideal para el cambio es ahora; le dará una de las herramientas que lo ayudarán a llegar. ¡Hagámoslo

---

**Cómo lograr su cuerpo deseado:**

En el momento en que las personas consideran abstenerse de la ingesta excesiva de alimentos, consideran adelgazar. Consideran tener una delgada cintura y tener más vitalidad. Lo que la gran mayoría no sabe es que lo importante para el control de peso es su digestión.

Hay una explicación de que los niños pequeños pueden beber 10 vasos de kool al día, comer sólo brownies y aun así, no engordar. Es su rapida digestión, y este es uno de los puntos centrales que influyen en nuestro peso. Una rápida digestión lo protegería de aumentar de peso, aunque una capacidad limitada para quemar calorías le impediría ponerse en forma. En caso de que necesite ponerse en forma, debe acelerar su digestión. Ha habido síntomas que aparecen después de llegar a la edad de 30 años, nuestros sistemas de digestión comienzan a disminuir.

Esta es la razón por la que es mucho más difícil mantenerse en forma a medida que nos volvemos más entrados en edad. Necesitas cambiar algunas cosas y trabajar un poco más para mantener su cuerpo en perfecto estado, excepto si eres realmente joven. Los alimentos que comes, tienen un efecto inmenso en su organismo.

En lugar de revelarle qué cantidad de calorías al día debe comer o qué debe tener para cada cena, tengo parámetros para controlarlo a medida que avanza el día. Estos nuevos parámetros ayudarán a combatir los impactos de una digestión más lenta, lo ayudarán a perder grasa y mantendrán o le darán más músculo.

Cuanto tenga más músculo, mejor se verá su cuerpo, esta es la razón por la que debe controlar su relación músculo/grasa.

## Calidad:

Muy bien, entonces digamos que has estado en una supuesta "dieta" durante varias semanas y no has visto ninguna reducción de peso, y no tienes vitalidad. La aclaración para esto es básica; No tienes una calidad de dieta.

Al final del día, a su cuerpo se le niegan los suplementos básicos y se está muriendo de hambre. En caso de que vaya a comer menos carbohidratos, debe hacerlo con precisión al comer los mejores nutrientes posibles. Este es el lugar que su índice de alimentos que he hecho para usted se convierte posiblemente en el factor más importante.

Los alimentos en este menú pueden no parecer tan deliciosos como está acostumbrado a comer, o pueden no ser lo que le gusta. En cualquier caso, tenga en cuenta que el ciclo de preparación es de 12 semanas, y simplemente le exhorto a usted que lo intente por 12 semanas. Además, recuerde que solo necesita consumir menos calorías 6 días a la semana, el séptimo día tiene la oportunidad de comer lo que desee.

# REDUCCIÓN DE PESO RÁPIDA Y ACELERADA

En caso de que ocurra un evento sobrenatural, por ejemplo, que consuma menos calorías y pierda 10 libras en siete días, no es lo que parece.

El peso que perdió probablemente era más músculo que grasa. Los estudios han indicado que por cada 10 libras que pierde, 6 libras son músculos. El objetivo es perder grasa, no músculo.

Entonces, para neutralizar esta medida, necesitamos comer adecuadamente y hacer ejercicio. En caso de que se pierda más músculo que grasa, puedo asegurarme de que usted aumentará ese peso directamente y además de un par de libras. El músculo en su cuerpo asume un trabajo significativo al consumir grasas e indeseables calorías.

Entonces, en caso de que pierda más músculo que grasa, se encontrará en una situación difícil. La rutina de alimentación que tenemos arreglada asegurará que usted pierda el "peso gordo" y mantenga el gran "peso muscular". Esta es la razón por la que hemos mencionado un marcador de grasa corporal para que pueda seguir su grasa corporal.

---

**Segmentos:**

En el momento en que coma sus seis comidas ordinarias, comerás más proteínas y azúcares con cada almuerzo. Una parte es casi tan grande como su mano apretada.

Un segmento de azúcares para mí sería una manzana enorme. Una parte para alguien que es más pequeño que yo sería una pequeña manzana. Es una idea completamente directa; cuanto mayor sea, mayor será su parte.

**Forma de vida:**

Dado que este régimen de alimentación es diferente para usted y claramente necesita cambiar, habrá algunos inconvenientes en su camino, de lo contrario, a partir de ahora, tendrá su cuerpo ideal.

Por lo tanto, debe considerar todas las opciones y dar sentido a lo que está en su forma. ¿Generalmente racionaliza antes de dirigirse al centro de ejercicios, pospone las cosas hasta que sea demasiado tarde para hacerlas, o tal vez prefiere los postres? Lo que sea que lo obstaculice, debe percibirlo y cambiar ese problema específico.

# ELIGE 3 COSAS QUE DEBES CAMBIAR

Aquí hay un caso de tres cosas que necesitaba cambiar cuando comencé a ponerme en forma inicialmente:

1. Dejar de descansar demasiado al realizar mis actividades físicas y ejercicios.
2. Dejar de mordisquear todo el día y comer solo 6 veces al dia.
3. Ir al centro de ejercicio todos los días a las 5:00 PM. En lugar de demorarme hasta que sea demasiado tarde.

Era difícil cambiar estas cosas ya que eran totalmente mentales. Lo más difícil para mí es levantarme hacia el comienzo del día. Pasaron alrededor de 2 semanas y media antes de que por fin me equilibrara y ahora no tengo problemas para levantarme en las mañanas.

**La parte más difícil es aclimatarse al cambio.**

omience a considerar un par de cosas que tiene que transformar; Volveremos a este tema hacia el final del libro. Recuerde que puede hacer ejercicio tanto como lo necesite, sin embargo, sin una rutina de alimentación adecuada, es posible que nunca obtenga resultados. Además, recuerde que puede comer bien y nunca obtener resultados sin hacer ejercicio. Los dos trabajan juntos; así que no se centre solo en uno.

## Organización:

En caso de que necesite que este programa funcione para usted, la organización será un factor importante. En el caso de que intente comer los alimentos que se encuentran en el menú que le brindamos, debe tenerlos accesibles. Elige un día de la semana para relajarte y organizar lo que comerás.

Mi día es domingo y todos los domingos me preparo para organizar lo que voy a comprar en tienda de alimentos. Me aseguro de tener suficiente alimento para durar hasta el próximo domingo.

## La importancia de cambiar de dieta

Este menú que le muestro más adelante será una guía para usted cuando comience su objetivo de perder x cantidad de libras en 12 semanas, (sustituya la x por el número de libras que desea perder). He registrado algunos menues para el desayuno en la mañana, de la tarde y de la noche. Entonces, en el caso de que se detenga y no sepas qué comer, hay un par de propuestas que le darán algunas ideas geniales.

Las sutilezas de cuándo y cómo consolidar este régimen alimentario se las daré más adelante. Para iniciar con buen pié, debes consumir menos calorías, ¿alguna vez se ha detenido a identificar la cantidad de calorías que estás consumiendo en este momento?. Si no lo sabes, desde ahora sabrás la importancia y el impacto directo que tiene la cantidad de calorías que consumes con ganar o perder peso.

A Nadie le gusta mucho cambiar de dieta, sin embargo, haga un esfuerzo legítimo para intentar este programa durante 12 semanas y estará satisfecho con los resultados. Estos alimentos se consolidarán en su rutina de alimentación, a medida que avance serán la "planificación de la nutrición".

# TABLA DE ALIMENTOS QUE PUEDE USAR EN SU DIETA

| Proteínas | Carbohidratos | Otros carbohidratos | Frutas |
|---|---|---|---|
| Pechuga de pollo | Patata al horno | brotes de alfalfa | Manzanas |
| Requesón ** | Las alubias | Espárragos | Albaricoque |
| Huevos | Cereales de granos entero | Remolachas | Plátano |
| Halibut | Maíz | Brócoli | Arándanos |
| Jamón | Tortilla de Maíz | Bruselas | Coles de Melón |
| Carne de aves | Galletas Integrales | Col o Repollo | Cerezas |
| Carne magra | Crema de trigo | Zanahorias | Toronja |
| Myoplex | Tortilla de Harina | Coliflor | Uvas |
| Atún | Chips bajos en grasa | Apio | Melón |
| Pechuga turca | Arándanos bajos en grasa | Maíz | Mango |
| Proteína De Suero | Cocido de pata | Pepino | Naranja |
| Yogurt ** | Panqueque | Berenjena | Melocotón |
| | Palomitas de maíz ** | Guisantes verdes | Pera |
| Avena instantánea Quaker | Lechuga de hoja | Piña | |
| Arroz (integral) | Champiñones | Ciruela | |
| Tortas de arroz ** | Cebollas | Pasas | |
| Pan de centeno ** | Tomates | Fresas | |
| Gofres Preparado a partir de una mezcla | Espinacas | Yogur** | |
| Pan integral ** | Calabacín | | |
| Ñames | | | |

**Indica que la nutrición debería ser sin grasa o con poca grasa.

En este momento, la rutina de alimentación normal para reducir la grasa y consumir menos calorías, es difícil para cualquier hombre o mujer con determinación.

Estos planes de control de calorías pueden ayudar a disminuir de peso, sin embargo, a muchos no les gusta algunos de los alimentos, no contienen el sabor que cualquier individuo quisiera comer o está familiarizado con ellos, o no es algo que quiere comer. Sin embargo, puede seguir este régimen alimenticio si el autocontrol está allí; y esta es una manera mucho más simple.

Para el desayuno, dos bollos de gluten están permitidos, además, un poco de espresso sin azúcar. Del mismo modo, seis onzas de carne magra a la parrilla, filetes pollo, y cualquier pescado blanco, o las claras de dos huevos. Dependiendo del país donde se encuentre, puede ser un menú para el almuerzo o la cena. La recomendación es, obviamente, que no esté tomando alimento que engorde y que, de esta manera, definitivamente debe perder algo de peso las primeras semanas luego de haber comenzado con este plan alimenticio.

No puedes comer nada de comida rápida que quieras comer. Puede quitarse grasa haciendo ejercicio; más adelante llegaremos a ese punto, al mismo tiempo, cuando comienzas, estarás realizando una actividad que formará parte de sus rutinas diarias, en el momento en que te detiene, regresa la grasa, y una cantidad mayor de la que tenías antes de comenzar a disminuir. Cualquier persona que sea gorda o con sobrepeso, y que desee adelgazar le recomiendo seguir mi técnica. En el caso de que las condiciones sean comparativas, los resultados serán comparables.

## Si no planifica, se está preparando para la decepción.

Para garantizar que su dieta de 12 semanas se ejecute fácilmente, debe prepararse para el progreso. Esto no implica que necesite planear cada alimento para cada comida de la semana. Simplemente implica comprar suficiente alimento para abastecer seis pequeñas comidas diarias.

En el caso de que pueda asumir el costo de un batido de proteínas como Myoplex, le recomiendo que compre un frasco de ellos. Contienen todos los suplementos que básicamente obtendrías de una comida, además, son útiles.

En el momento en que esté haciendo los arreglos para la semana, investigue los nutrientes que le he dado en el menú, además, sea innovador. Haga un plato de tacos de verduras mixtas o un burrito de comida en la mañana. Aquí le pongo un caso de ejemplo.

**Comida uno:** Una tortilla de tres huevos con cebolla y dos vasos de agua.

**Comida dos:** Un batido de proteínas de myoplex.

**Comida Tres:** Un delicioso sándwich de pescado con dos vasos de agua.

**Comida cuatro:** Arroz y verduras precocinados que preparé antes en la semana.

**Comida cinco:** Un filete de halibut asado a la parrilla preparado con un limón con dos vasos de agua.

**Comida Seis:** Un poco de cuajada con un pedazo de duraznos cortados.

*** Nota:** La comida seis debe comerse alrededor de 1 hora antes de acostarse.

Realmente no es tan difícil comer seis comidas todos los días. Simplemente necesita utilizar su mente creativa. Es probable que en este momento no utilice este régimen de alimentación, por lo que le tomará posiblemente 14 días acostumbrarse a él. Una vez que haya hecho esto por un tiempo, tendrá más vitalidad y sentirá que su cuerpo ha sido rejuvenecido.

---

**Día libre:**

Cuando se requieren siete días para tomar un descanso y relajarse, esto se llamará su "libre Día".

Su día libre será un descanso de su rutina de alimentación y plan de preparación. Come lo que necesites en este día, de verdad... quiero decir, come lo que quieras comer. En el caso de que necesite comer yogurt congelado y chocolate durante todo el día, en ese momento eso es lo que puede comer.

En caso de que necesite comer algunos camarones chamuscados, diríjase a su restaurante favorito y disfrutelo.

Este descanso es principalmente una compensación por los 6 días de trabajo difícil. Lo mereces después de 6 días en una rutina de alimentación realmente severa. Cuando haya cumplido todos sus deseos y se haya relajado todo el día, sentirá alivio y comer menos comida chatarra no será un problema de ninguna manera. Lo mejor de todo es que no se siente culpable, ya que se da cuenta de que se lo ha ganado y eso es una inclinación extraordinaria cuando come una porción significativa de yogurt congelado.

Esto implica menos preocupación para usted, algo que anticipar cada semana. Todo su plan de consumir menos calorías se plasma más adelante en el libro, por lo que no hay una razón convincente para registrar nada de esto. La digestión supone un trabajo enorme para controlar el peso, practicar aumenta la digestión y hace que te mantengas en forma.

La naturaleza de su rutina de alimentación elegirá qué tan buenos son sus resultados. ! En el caso de que pierda 10 libras en una sola semana, más del 60% del peso perdido probablemente se perderá en masa muscular y no la grasa. Sea imaginativo y seis comidas diarias serán sencillas y deliciosas. Le he dicho que puede tomar el día siete como descanso, será una recompensa por los últimos 6 días de arduo trabajo. Si planea el éxito, tendrá éxito. Los alimentos que hemos enumerado deben ser un menú que elija.

Una descripción básica de los nutrientes que su cuerpo necesita y lo que hacen:

**1) Proteínas:** Los componentes químicos de los que nuestras células, órganos y tejidos están hechas.

**2) Carbohidratos:** Su fuente de energía básica que se compone de carbohidratos simples y complejos.

**3) Grasas:** Estas células son sus unidades de almacenamiento de energía.

**4) Agua:** Esencial para una serie de funciones corporales vitales y representa aproximadamente el 72% de su tejido muscular mientras transporta todos sus nutrientes, aumenta su volumen de sangre y elimina el desperdicio.

**5) Vitaminas:** Estas sustancias químicas complejas son necesarias para las operaciones corporales, son producidas naturalmente por el cuerpo y se conocen como "compuestos orgánicos".

**6) Minerales:** No se producen en la naturaleza y se denominan "inorgánicos".

---

**Una descripción más detallada de los nutrientes:**

**Proteínas:**

**P:** ¿Por qué el cuerpo necesita proteínas?

**R:** La proteína es un nutriente compuesto de aminoácidos. Hay dos tipos de aminoácidos.

Aminoácidos no esenciales que generalmente pueden ser sintetizados por un cuerpo sano a partir de los alimentos diarios que comemos. Luego están los aminoácidos esenciales que deben obtenerse a
Través de la dieta diaria. Las proteínas tienen una serie de funciones importantes en el cuerpo, incluyendo:

**Reparación de células del cuerpo**:

Construyendo y reparando músculos y huesos, Proporcionan una fuente de energía, Regulación de muchos procesos metabólicos importantes en el cuerpo, Sin proteínas, no se puede construir tejido muscular. En su dieta, incorporará aproximadamente una porción de proteína con cada comida. Esto ayudará a desarrollar tejido muscular y le dará un cuerpo más delgado. La fuente más efectiva de proteína es la proteína de suero que analizaremos en el próximo capítulo.

**Carbohidratos:**

**P:** ¿Por qué el cuerpo necesita carbohidratos?

**R:** La razón principal por la cual su cuerpo necesita carbohidratos es para proporcionar energía. Los carbohidratos consisten en almidones (carbohidratos complejos) y azúcares (carbohidratos simples) que se descomponen en glucosa, que luego se convierte en energía. Dado que los carbohidratos son la principal forma de energía que su cuerpo puede utilizar, los necesita en su dieta. Comer carbohidratos le proporcionará a su cuerpo la energía que necesita para las actividades diarias y el ejercicio. En la sección de dietas, explicaremos cómo incorporar carbohidratos en una dieta de ganancia muscular o de pérdida de peso.

**Grasas:**

**P:** Estoy tratando de perder grasa; ¿Necesito incorporar grasas en mi dieta?

**R:** Sí, las grasas son una parte importante de tu cuerpo. Proporcionan aislamiento y reservan energía cuando la necesita. También se ha descubierto que la grasa aumenta los niveles de energía y contribuye a aumentar su aumento de fuerza.

Cuando los suministros de energía a corto plazo se queman (lo que puede llevar de 20 a 45 minutos), las células grasas se utilizan como fuente de energía primaria.

## ¿Por qué necesitamos grasa en nuestra dieta?

Las grasas son tan importantes como las proteínas y los carbohidratos, Son esenciales para: Aportar energía, Son bloques de construcción para productos químicos esenciales,

Llevar vitaminas liposolubles, Sin embargo, comer demasiada grasa en la dieta puede conducir a los siguientes problemas de salud:

*La obesidad, Enfermedad del corazón, Derrame cerebral, Hipertensión. Entonces, probablemente desee saber qué grasas son las grasas buenas y qué grasas son malas. Realmente hay tres tipos básicos de grasas que incluyen grasas saturadas, grasas no saturadas y grasas polisaturadas.*

## Grasas saturadas:

Este tipo de grasa es malo para ti. Se solidifica a temperatura ambiente y puede provocar una serie de problemas de salud. Las grasas saturadas realmente no tienen ningún papel en nuestro cuerpo.
**Los alimentos que contienen la grasa más saturada incluyen:**

1) Carne de res con alto contenido de grasa
2) Mantequilla
3) Queso
4) Chocolate

Es mejor tratar de evitar estos alimentos.

## Grasas insaturadas:

Estas grasas son mejores para usted que las grasas saturadas y, por lo general, siguen siendo líquidas a temperatura ambiente. Su cuerpo no puede fabricar estas grasas por sí solo, pero aún deben incorporarse a su dieta.

Se encuentran en el aceite de oliva, aceite de pescado y pescado de agua fría. Dos grasas insaturadas importantes son las grasas poliinsaturadas y las grasas monoinsaturadas.

## Grasas poliinsaturadas y monoinsaturadas:

Las grasas poliinsaturadas son partes esenciales del componente estructural de las celulares membranas. No solo promueven una circulación saludable, sino que ayudan a aumentar el metabolismo y quemar grasas saturadas y monosaturadas.

Deben tomarse directamente de su dieta, no pueden producir naturalmente estas grasas. Como su cuerpo los necesita y no puede producirlos naturalmente, los llamamos ácidos grasos esenciales (AGE).

## Algunos EFA se encuentran en:

1) Aceite de pescado (salmón, trucha, ...)
2) Pacanas
3) Almendras
4) Algunas margarinas
5) Aceite de maíz
6) Mayonesa

La mejor manera de utilizar estas grasas es comer mucho pescado o encuentre aceites que contienen estas grasas. El aceite de girasol, el aceite de pescado y el aceite de maíz son buenas fuentes de grasa polisaturada. Se ha descubierto que las dietas demasiado bajas en AGE harán que su metabolismo se desacelere.

Su cuerpo tendrá más dificultades para quemar el exceso de grasa y la dieta baja en grasas no tiene sentido. Si está buscando grasas que no afecten su colesterol, necesitaría consumir grasas monosaturadas que provienen del aceite de oliva y las nueces de macadamia. Se ha demostrado que en realidad ayudan a reducir los niveles de colesterol malo y ayudan a aumentar el colesterol que su cuerpo necesita.

## ¿Debe evitar la grasa?

Debe evitar los alimentos fritos, estos contienen ácidos grasos nocivos. Cuando las grasas se calientan, no son buenas para el cuerpo. Cuando los EFA se calientan, también se vuelven perjudiciales para su cuerpo

## Agua:

**P:** ¿Cuánta agua debo beber todos los días?

**R:** Al menos 2 vasos con cada comida.
Si quiere lucir lo mejor posible, el agua debe ser una parte esencial de su dieta. Es responsable del transporte de nutrientes vitales y de la limpieza de toxinas de la sangre. Su cuerpo está compuesto de 40% -60% de agua.

Por la transpiración constante y la actividad diaria, es muy fácil deshidratarse. Muchos de nosotros ni siquiera sabemos que estamos cerca de la deshidratación. Cuando tu garganta se seca, tu cuerpo ya está deshidratado. Para obtener la cantidad diaria de agua que su cuerpo necesita, los expertos recomiendan multiplicar su peso corporal por .55 y luego beber esa cantidad de onzas de agua cada día.

Por lo tanto, un individuo de 200 lb necesitaría aproximadamente 110 oz al día (.55 multiplicado por su peso corporal de 200 lb = 110 oz). Sus músculos tienen más del 72% de agua y, en cierto sentido, se desinflan cuando alcanza la deshidratación.

Para asegurarse de que está recibiendo suficiente agua, le recomiendo beber 2-3 vasos de agua con cada comida. Esto ayudará a su cuerpo a digerir los alimentos que acaba de consumir y evitar la deshidratación.
La mayoría de las personas no multiplicarán su peso por .55 y medirán la cantidad de agua que necesitan para beber, por lo que si consume 2-3 vasos con cada comida, debería estar bien.

Numerosas personas relacionan directamente el sobreentrenamiento con el peso, sin embargo, esto no puede ser correcto. En el caso de que sus músculos no puedan obtener los suplementos que necesitan, en ese momento no pueden repararse y desarrollarse. Una palabra rápida en los refrescos, las bebidas no son un sustituto del agua, causan más desecación que hidratación debido al contenido de azúcar.

**Nutrientes y minerales:**

Es una idea inteligente tener un multinutriente
equilibrado para obtener sus suplementos
fundamentales, como la vitamina C y E. Los nutrientes y
minerales son fundamentales para la fijación del tejido
corporal y, en general, el bienestar.

**Alimentación general:**

La eliminación de grasa y la reducción de peso se aceleran drásticamente cuando "cambia" su dieta. Las proteínas son los cuadrados fundamentales de la estructura muscular. Todo el mundo necesita proteínas en su rutina alimenticia o, por otro lado, con el objetivo de que el músculo se repare y no se atrofie.

Los almidones dan vitalidad, Las grasas empapadas no son deseables, mientras que insaturadas y polisaturadas si, se espera que las grasas monosaturadas consuman estas grasas empapadas.

Beba agua para ayudar a su cuerpo a transportar de manera efectiva los suplementos cruciales y prevenir los posibles impactos del sobreentrenamiento. Los nutrientes y minerales ayudan a reparar el tejido real y a mejorar la salud general del cuerpo.

## ¿Qué son los suplementos?

Antes de que se aprobara la Ley de Salud y Educación de Suplementos Dietéticos (DSHEA) en 1994, los suplementos se consideraban nutrientes, minerales y proteínas. No pudo obtener picolinato de cromo, DHEA o ciertos aminoácidos sin un remedio.

Después de que esta demostración se aprobó, el significado de una mejora cambió y ahora incorpora nutrientes, minerales, hierbas, productos botánicos (salvo el tabaco) y sustancias dietéticas que podrían utilizarse para complementar su régimen alimenticio al expandir la admisión dietética absoluta. Actualmente, nuestras leyes parecen ser más liberales que en cualquier otro lugar del planeta.

Una mejora se caracteriza como cualquier cosa para mejorar o agregar a la rutina de alimentación. Suplementos sugeridos: las mejoras que lo acompañan pueden y lo ayudarán en caso de que se agreguen al régimen de alimentación de manera adecuada. Una vez más, solo prescribo la utilización de estas mejoras para agregar a su rutina de alimentación.

## Proteína De Suero

### ¿Qué es la proteína de suero?

La proteína de suero es un efecto secundario de la producción de queso cheddar y es el tipo de proteína accesible más favorecida.

## ¿Qué hace?

Después de que la proteína de suero se separa, le proporciona a su cuerpo aminoácidos de cadena expandida, que son los cuadrados de la estructura del músculo.

## ¿Quién debe tomar proteína de suero?

Todos deberían aprovechar esta mejora. Que avanza la solidez general de su cuerpo. La proteína de suero tiene la estimación orgánica más notable de cualquier proteína.

Cuanto mayor es la estima orgánica, más proteína puede ser utilizada por el cuerpo. Tiene una estimación orgánica de (100 siendo el más extremo), el más elevado de cualquier proteína. Prescribo enérgicamente utilizar este suplemento a la luz del hecho de que su cuerpo necesita proteínas para fabricar músculo. También es útil para incluir en productos orgánicos licuados, mezclas de flapjack o cualquier cosa que se mezcle.

## Cómo la proteína de suero marca la diferencia:

La desactivación de la proteína de suero es el más alto calibre de proteína, dándole los aminoácidos básicos del cuerpo, por ejemplo, aminoácidos de cadena en abanico que son necesarios para que su cuerpo se recupere de sus ejercicios. La proteína de suero también es sorprendentemente baja en grasas y lactosa.

## Mejor momento para tomar proteínas:

El mejor momento para tomar proteínas es alrededor de la tarde y en la primera parte del día. Su cuerpo normalmente descompone las proteínas alrededor de la tarde cuando está descansando. Para ayudar a prevenir la pérdida de esta proteína cuando descansa, es una buena idea tomar un batido de proteínas una hora antes de que llegue al trabajo o en la primera parte del día.

## Aperitivos:

Obviamente, son pequeñas porciones, generalmente batidos, que le dan a su cuerpo la totalidad de los suplementos que básicamente obtendría en caso de que haya comido.

Los necesita las personas que están constantemente en la carrera, sea como sea, todos necesitamos comidas genuinas para proporcionarle al cuerpo minerales y suplementos.

## ¿Has probado alguna vez comer seis comidas todos los días?

Este es el lugar donde las sustituciones de la comida pueden ayudar. Para todos conseguir este nuevo hábito sería algo difícil, al tratar de comer seis comidas diariamente, excepto si usted es un especialista gourmet donde puede cocinar y comer durante todo el día. Cada experto en entrenamiento con pesas ha demostrado que ingerir varias cantidades de pequeñas comidas continuas expande su digestión, niveles de vitalidad y descubre los efectos anabólicos de la insulina. Por su parte, trate de comer varias comidas al dia.

Estas sustituciones de alimentos pueden ayudarle a obtener las calorías que necesita mientras mantiene su cintura en forma. También lo ayudan a obtener sus nutrientes día a día, los minerales que necesita, y otros nutrientes. Sustituir los banquetes por varias comidas al día, pueden ser una pieza imprescindible de su prosperidad.

## Estadísticas del cuerpo:

Para garantizar que está ganando terreno, debe controlar su cuerpo. Esto incorpora la estimación de su relación músculo/grasa y tomar estimaciones de cinta de sus brazos, piernas, cintura, etc.

Por ejemplo, digamos que tiene unos bíceps de 15 pulgadas y calculó su relación músculo/grasa en un 10%. En el caso de que vuelva a medir sus bíceps varias semanas después y aún sea exactamente 15 pulgadas, puede desilusionarse, pero en el caso de que su relación músculo/grasa haya bajado al 9%, ese músculo es actualmente mayor y hay Menos relación músculo/grasa. Esto hará que su brazo se vea progresivamente caracterizado.

Su plan de ejercicio:


De lunes a sábado serán los días en que entrenará. Esto incorporará tres días de ejercicio estimulante para el corazón y tres días de preparación para el peso.

---

**El siguiente es un plan semanal:**


**Lunes:** preparación del peso en el momento que ha planificado.

**Martes:** aeróbicos antes de comer o en la mañana.

**Miércoles:** preparación del peso al momento del descanso.

**Jueves:** aeróbicos antes de comer o en la mañana.

**Viernes:** preparación del peso al momento del descanso.

**Sábado:** aeróbicos antes de comer o en la mañana.

**Domingo:** Sin ejercicio, aún debería estar comiendo menos comida chatarra, excepto si es su día libre.

## Ejercicios compuestos:

Estas actividades estimulan el desarrollo muscular más sensible. Ponen la mayor presión en su cuerpo y normalmente requieren numerosos músculos para el desarrollo. Si utiliza una máquina para estas actividades, una parte de los músculos no se agotará.

## Las actividades compuestas incluyen:

Presión de banca, Peso muerto, Sentadillas, Arriba Abajo, flexiones, son un caso increíble de cómo un ejercicio compuesto puede utilizar una amplia gama de músculos.

A pesar del hecho de que este desarrollo se delega regularmente en un ejercicio de espalda baja/superior, para lograr este desarrollo debe utilizar sus piernas para paridad y respaldo y una gran parte del área del pecho para terminar el levantamiento. Por lo tanto, esto le da los mejores resultados para sus esfuerzos.

Estas actividades requieren una cantidad tan grande de músculos, que sería prácticamente extravagante para cualquier máquina coordinar la presión y la suavidad que las actividades compuestas colocan en su cuerpo. Aquí es donde se verán los mejores resultados.

Debe realizar estas actividades en el primer punto de referencia de su ejercicio. En caso de que necesite ver resultados perceptibles de su programa de levantamiento, debe realizar actividades compuestas. Juegue estos hacia el comienzo de su ejercicio. Son un factor clave en el desarrollo muscular, independientemente de si probablemente adelgazará o engordará, estos son básicos para ayudar a su cuerpo a hacer el mejor ejercicio.

## Manténgase alejado de los niveles:

Un nivel es un punto en su programa de 12 semanas en el que está haciendo todo lo que se espera que haga, sin embargo, deja de ver adiciones en la calidad y no siente que está ganando terreno. Numerosas personas llegan a un nivel y renuncian... ¡esto es un paso en falso! Ha estado haciendo ejercicio en algún lugar en el rango de 5 semanas o más y su cuerpo se ha familiarizado con su ejercicio. Llegarás a un nivel en algún momento u otro, lo prometo. En el caso de que experimente esto, básicamente necesita cambiar su ejercicio.

Descubra un ejercicio que no sea el mismo que está utilizando también, cambie o cambie sus parámetros de ejercicio. En caso de que le guste su ejercicio y no necesite cambiar, cambie algunas cosas. Utilice un agarre cercano cuando esté en la del asiento, prensa en lugar de la sujeción estándar.

Comenzarás a obtener resultados y ganancias musculares una vez más. A pesar de que puedes combatir los efectos de los niveles cambiando su ejercicio, también puedes esquivarlos.

**Aquí hay un par de enfoques para abstenerse de llegar a un nivel:**

# El cambio funciona (como se mencionó anteriormente).
# Cambie su ritmo de ejercicio.
# Cambie la medida de redundancias.
# Reorganice su ejercicio para que sus actividades estén en una nueva alternativa. Puede utilizar uno o una combinación de estos para mantener una distancia estratégica de los niveles.

El descanso es, además, otro factor clave en los niveles de ejercicio. El descanso de larga distancia es tan significativo como el descanso momentáneo. Practicará en incrementos de 12 semanas con un descanso de 1 semana entre cada uno de ellos. Esto implica que practicará durante 12 semanas y luego tomará 1-2 semanas de descanso antes de regresar al centro de recreación para permitir que su cuerpo descanse.

Se sentirá descansado e impulsado a regresar al centro de recreación después de estos descansos. Además, sugerimos tomar 12 período de tiempo de semanas cada año. Sus músculos crean atrofias infinitesimales que nunca se reparan por completo, excepto si está descansando durante un largo período de tiempo. Un descanso de 12 semanas permitirá que su cuerpo se recupere por completo y verá aumentos perceptibles después de este descanso.

## Deberías seguir un horario como este:

Haga ejercicio de enero a marzo, en ese momento descanse una semana. Haga ejercicio la segunda semana de abril, la segunda semana de agosto, y luego la siguiente semana descanse. Haga ejercicio la cuarta semana de agosto, cuarta semana de noviembre, en ese momento tome 12 semanas de descanso. Repita el procedimiento que ahora comenzaría el próximo mes de marzo (12 semanas después del hecho).

Este es un caso de lo que puede parecer su horario. En el caso de que necesite obtener resultados, su cuerpo necesita estos descansos. No puedes simplemente seguir trabajando tus músculos o alcanzarás niveles y potencialmente sobreentrenar.

Simplemente le sugerimos que intente este programa durante un período de 12 semanas, así que no se preocupe por organizar todo su año en este momento. Simplemente centrémonos en las siguientes 12 semanas.

## Debilidad:

Sus músculos deben estar algo más que agotados para obtener ganancias; deberían trabajarse hasta el agotamiento. Esto implica hacer sus reiteraciones hasta el agotamiento de tus músculos hasta el punto de que ya no puedan levantar el peso o realizar la actividad.

La mayoría de los especialistas coinciden en que la preparación para el agotamiento es el enfoque más ideal para vigorizar la mejor medida de los filamentos musculares. Cuantos más filamentos musculares pueda vigorizar durante un ejercicio, obtendrá los mejores resultados.

Existen numerosos enfoques para prepararse para el agotamiento, aquí hay algunos modelos:

# Representantes forzados: Haga sus repeticiones hasta que nunca más pueda levantar el peso de su posesión y luego tener un observador que lo ayude con el último.
# Repeticiones negativas: concéntrese en bajar el peso en lugar de concentrarse en levantar el peso.

En el caso de que estuviera presionando el asiento, un representante negativo sería bajar la barra tan gradualmente como se podría esperar razonablemente y luego hacer que su cómpañero lo ayude a levantar el peso.

Aquí puede prepararse para el agotamiento haciendo repeticiones negativas hasta que nunca más pueda soportar el peso. Estos también se pueden realizar después de un agotamiento positivo.

# Representantes de resistencia negativa: haga que su compañero ejerza presión sobre el peso mientras lo está cargando e intente descender lo más lento posible de acuerdo con las circunstancias. Estos también se pueden realizar después de un agotamiento positivo.

Pausa de descanso: si no tienes un observador. Levante el peso hasta el agotamiento, bájalo y tome un breve retraso. Obtenga el peso y realice 2-3 repeticiones adicionales. Se beneficiará de su ejercicio en caso de que entrene con el mayor esfuerzo. Obtendrá una base más sólida y sus beneficios serán más rápidos debido a la preparación para el agotamiento.

**Recopilación de sus entrenamientos:**

Algunas actividades utilizan más de una recopilación muscular para lograr el desarrollo en un específico levantamiento. La prensa de asiento, por ejemplo, utiliza los músculos del pecho, los tríceps y los hombros.

Entonces, ¿no sería un buen augurio trabajar estos tres músculos al mismo tiempo?

De hecho, su sistema de preparación consolidará esto mediante la preparación de reuniones específicas de músculos juntos. La reunión es exactamente lo que parece, tomas ciertas reuniones musculares y las entrenas al mismo tiempo.

Los hundimientos son, además, otro caso de una actividad que utiliza los tríceps y el cofre para lograr el desarrollo en el levantamiento.

**Aquí hay un caso de cómo puede usar la agrupación:**

Reunión 1: ¡Tórax, hombros y tríceps
Reunión 2: ¡Espalda, bíceps y dorsales
Reunión 3: Parte inferior del cuerpo (piernas)

Descansar es básico para el avance completo de los músculos; Al reunir su ejercicio, solo necesita prepararse con cargas 3 días a la semana. Esto ahorra tiempo y ayuda a su cuerpo a recuperarse para que sus beneficios sean extremos.

**Concéntrese en la calidad, en lugar de la cantidad:**

Para obtener los mejores resultados de su ejercicio, no sugiero pasar 3 horas por día en el club de ejercicios.

Solo necesita trabajar cada grupo muscular significativo una vez cada 4-7 días. Por lo tanto, para aprovechar al máximo su ejercicio, debe mantener su ejercicio por menos de 75 minutos. Sea como fuere, no permita que estos números lo engañen, a pesar de que tiene la oportunidad de pasar la mayor parte del día en el club de recreación; el tiempo que pases allí debería ser excepcionalmente extraordinario. Su poder debe ser estimado por la medida de esfuerzo que puede realizar en cualquier ejercicio. En caso de que des tu esfuerzo más extremo, comenzarás a obtener resultados con menos tiempo en el club de recreación.

No le estoy pidiendo que vayas a la pista más cercana y corras una milla en seis minutos, solo para poner al límite su esfuerzo. En el momento en que practique, se preparará para interinos, estos interinos tendrán varios grados de problemas.

Comenzará de manera simple y en ese momento trabajará planeando algunas posturas que son difíciles para usted. Si es difícil para usted, en ese momento comienza a impulsarse. El mejor y más fácil enfoque para el agotamiento de los músculos es a través de la preparación provisional.

La preparación provisional consiste en calentar y luego trabajar en una actividad que es problemática para usted. La preparación provisional se habla más completamente debajo.

## Su esfuerzo máximo:

Usted y yo somos dos personas totalmente diferentes y nuestros esfuerzos más extremos son únicos.

Entonces, en el momento en que aludo a su mayor esfuerzo, implica precisamente eso, la mayor cantidad de repeticiones que puedes hacer o el más duro entrenamiento con ejercicio vigoroso.

Es lo que es difícil para usted. No se preocupe por ser el mejor en el centro de recreación o por intentar intrigar a las personas. Concéntrese en sí mismo y en lo que se da cuenta de sus puntos débiles. Esto lo llevará a la realización a lo largo de la vida cotidiana y con este programa.

**Ejercicio vigoroso Intervalo de capacitación:**

**Un proceso de 6 pasos: para obtener los mejores resultados, debe realizar acciones de alto impacto en la primera parte del día con el estómago vacío.**

No debe comer 8 horas antes de la actividad que consume oxígeno, por lo que la mañana es, sin lugar a dudas, el mejor momento para realizar este entrenamiento.

En el caso de que prefiera no practicar antes que cualquier otra cosa, se verá obligado a no comer todo el día y esto claramente generaría una mala alimentación. Entonces, justo cuando abres los ojos en la primera parte del día, póngase los zapatos y comience su preparación vigorosa.

Esto hará que su sangre fluya en la primera parte del día y además lo ayudará a tener un día superior. Estarás activo y tendrás vitalidad. El acompañamiento sería el caso de una de sus (3) reuniones vigorosas semana a semana.

Vamos a decir que elegiste correr el martes por la mañana para su entrenamiento de alto impacto. Sea como fuere, si correr fuera increíblemente difícil para usted, el martes por la mañana comenzaría con un paseo de una carrera; lo que sea que te esté tratando.

**Este es el plan de entrenamiento:**

**Entrenamiento 1:** Calentar con una carrera ligera durante 2 minutos hasta que la sangre comience a fluir.

**Entrenamiento 2:** Acelere un poco el ritmo en el que respira; manténgalo
Por 1 momento.

**Entrenamiento 3:** Aumente un poco tu ritmo. Su respiración debe ser constantemente y comenzará a sentir que sus músculos se calientan, esto significa que ha iniciado el sistema por un momento.

**Entrenamiento 4:** Nuevamente, incremente un poco su ritmo. En estos enfoques, debería relajarse sustancialmente, mantengase al día y siga adelante; continúa este ritmo durante 1 minuto.

**Entrenamiento 5:** Aumente su ritmo una vez más. Esto debería ser un ritmo muy rápido para usted, además, proceder a este ritmo será una prueba.

**Recuerde que se está comprometiendo para obtener resultados:**

Manténgase al día por 1 momento. Ahora comience de nuevo en el intervalo 2. Realice este procedimiento varias veces.

**Nota:** Durante su cuarto ciclo, debe intentar atravesar su zona de confort mientras realiza el período intermedio 5. Este es el lugar donde mejorará. Empuje tan fuerte como pueda y espere las circunstancias dadas.

**Entrenamiento 6:** Disminuya su ritmo a una carrera ligera durante los dos minutos anteriores. Debe repetir las etapas dos a cinco hasta que haya realizado este procedimiento un total de cuatro veces.

La cuarta vez que llegue al Intervalo 5 debería ser más entusiasta que en el intervalo 3. Intente superar su rango habitual de comodidad y este es el lugar donde obtendrá sus beneficios.

Los últimos dos minutos de la acción de alto impacto de 20 minutos deberían ser un ritmo moderado, como se muestra en el paso 6 el último avance. Utilice la preparación provisional al mismo tiempo que use una bicicleta, corra, use un escalador o mientras use una máquina de remo. De vez en cuando tendrá la opción de presionar con más diligencia que los demás, así que mantenga una sólida mente y apunte al progreso y lo obtendrá.

Nuestros cuerpos son sustancialmente más competentes de lo que podríamos sospechar que son. Solo tendrá que hacer esto dos veces por semana y luego tendrá el resto del día para hacer lo que desee.

## Entrenamiento provisional con pesas:

Se preparará con pesas los lunes, miércoles y viernes. Es obligatorio que entrenes con pesas.

Entonces hay dos alternativas:

#1 Compre una inscripción en un club de ejercicio en el vecindario (sugiero esta alternativa).

#2 Compre pesas y organice un centro de ejercicios en su hogar.

Tener una inscripción en un club de ejercicios es sustancialmente más beneficioso. Le permite salir de la casa, tiene una amplia gama de alternativas vigorosas y tiene una mejor determinación de pesas que la que podría tener con un centro de ejercicios en casa.

En el momento en que se está preparando con pesas, se preparará en forma interina, como el ejercicio vigoroso.

Aquí hay un caso de lo que harás después de la semana 4; digamos que comenzamos con la prensa de asiento:

**Entrenamiento 1:** Calentamiento con 15 repeticiones utilizando un peso realmente ligero. Este conjunto no debería ser un desafío; es simplemente poner en marcha el sistema y sus músculos se calientan.

Descanse un minuto.

**Entrenamiento 2:** agregue algo de peso. Este conjunto también debería ser realmente simple. Realiza 15 repeticiones y descansa un minuto.

**Entrenamiento 3:** aumentar el peso. Debería ser demasiado abrumador incluso pensar en realizar diez repeticiones, sin embargo, realiza pruebas en 12 repeticiones.

Descansa un minuto.

**Entrenamiento 4:** Agregue mucho más peso. Este peso debería estar intentándolo con 10 repeticiones.

Descansa un minuto.

**Entrenamiento 5:** agregue más peso. Deberías tener la opción de completar 8 repeticiones aquí. Dado que este es su set de seguir adelante, céntrese en hacer de esto el más problemático. Intenta hacer 8 repeticiones con el mayor peso posible.

Cómo debería ser obvio, esto es muy parecido al Entrenamiento de intervalo aeróbico que se delineó de antemano. La principal distinción es con la preparación del peso.

## Las indicaciones de sobreentrenamiento:

Ser exacto con sus ejercicios y comer menos comida chatarra es el camino a la reducción de peso, no es "más es mejor" o "menos es mejor", su precisión en el caso de que usted no dé a los músculos oportunidad de descansar hay un par de cosas que notará:

Una disminución en la calidad, Una disminución de la vitalidad, Todo esto provocará una disminución de la inspiración. Intente no preparar un grupo muscular más de una vez cada 4-7 días, o se preparará para el agotamiento. Los músculos no se hacen en el club de ejercicios; Se hacen mientras se descansa.

El sobreentrenamiento no puede estar sujeto a cómo hace ejercicio de vez en cuando. Me he preparado seis días por semana sin sobreentrenamiento.
Algunos factores que también pueden influir en su cuerpo

Descanso: Si no permite que su cuerpo descanse lo suficiente, no puede recuperarse de la presión a la que lo somete mientras hace ejercicio.

Sustento: Si no le das a su cuerpo suficiente alimento, no tendrá suficientes suplementos para reparar los tejidos en sus músculos.

**Agua:** Quizás el suplemento más descuidado de todos. En el caso de que su cuerpo se seque, puede causar un impacto de sobreentrenamiento.

## Inspiración:

Este es el lugar donde realmente puede hacer que cualquier ejercicio sea fructífero, mantenerse impulsado, persuadido y, en particular, mantenerse estimulado.

La inspiración lo llevará a través de casi cualquier cosa a lo largo de la vida cotidiana. En el caso de que quiera hacerlo, puede hacerlo. Numerosas personas aceptan que sería inconcebible lograr el cuerpo tienen sin haber estado enfocado en su objetivo. Estas personas se han convencido a sí mismas, en caso de que tenga confianza en sí mismo, tendrá la opción de lograr cualquier cosa.

Aquí hay una declaración que cambió mi punto de vista sobre cómo abordar las circunstancias:
"Si no es descabellado, no vale la pena hacerlo".

Esto no puede percibirse mal; en el caso de que se acumule experiencias y se esfuerce al 100%, puede hacer cualquier cosa. Si alguien le revela que es inconcebible, refútelo.

**Mi punto aquí es este...**

Permanecer propulsado, Tener sueños. Mire cómo seguir un par de procedimientos correctos para obtener los resultados que necesita.
Le hemos proporcionado herramientas extremadamente valiosos para ayudarlo en su enfoque para lograr sus objetivos de bienestar, actualmente depende de usted seguirlos.

Ponerse en forma como un violín!: Seguir las medidas de su cuerpo es un enfoque para ver sus resultados en papel y garantizar que está ganando terreno.

! Lunes, miércoles y viernes serán sus días de entrenamiento de bajo impacto.

! Martes, jueves y sábado serán sus días de entrenamiento de alto impacto.

! La planificación de las actividades compuestas le brinda los mejores resultados y debe consolidarse en su peso preparándose en caso de que necesite mejorar sus resultados.

! Mantenga una distancia estratégica de los niveles cambiando el ritmo de su ejercicio, la cantidad de redundancias o modifique el enfoque de su ejercicio.

! En caso de que se impulse hasta que sus músculos se cansen, su cuerpo puede ajustarse mejorando la calidad y la productividad.

! Su mayor esfuerzo es lo mejor que puede hacer.

! Haga ejercicio con provisiones para obtener los mejores resultados.

! Haga ejercicios de menos de 75 minutos.

Para que este programa funcione para usted, se necesitarán arreglos y compromiso. Nadie dijo que hubiera sido simple, pero si tienes un rumbo terminarás cumpliendo tus objetivos, sean los que sean.

Constantemente el domingo mire en su refrigerador y vea qué alimentos necesita. Planifique los siguientes siete días en su mente y anote los alimentos que necesita en el diagrama que hizo, vea qué va a comer esta semana:

El lunes para su primera comida puede preparar una tortilla, así que necesitará algunos huevos y verduras. En ese momento también prepare un sándwich de pescado para su próxima comida. Para la comida tres tendrá un sándwich de pollo asado a la parrilla.

La merienda después de eso es simple, tome un myoplex batido. Cuando regrese a casa, cocine una hamburguesa baja en grasa y haga una hamburguesa con queso. En ese punto antes de acostarse coma unos duraznos y cuajada. Entonces, cuando salga a la ciudad a comprar, tendrá que conseguir estas cosas:

¡Huevos y verduras para la tortilla!

¡Pescado y pan integral para el sándwich!

! Pollo crujiente para el sandwich!

! Caja de Myoplex!

! Carne de hamburguesa con queso baja en grasa (¡compre 8% de hamburguesa molida magra)

! Duraznos y cuajada!

Cuando vaya a la tienda, reconozca lo que vaya a comprar, al menos para el día principal de la semana. Así que debe prepararse por seis días adicionales (cinco largos períodos adicionales de dieta y su día libre).

Los domingos son sus días más queridos en vista del hecho de que puede comer donas o comida rápida todo el día, sin embargo, si no desea hacerlo, no lo haga, puede comer lo que quieras en su día libre.

## Prepare sus comidas cuando las necesite.

He escuchado esta expresión en numerosas personas: "Simplemente no tengo la oportunidad de hacer todo esto, trabajo todo el día". Está bien; todos tienen una vocación o algo parecido. En general, tenemos extraordinarios descansos en nuestro día o trabajamos varias horas, sin embargo, debemos prepararnos para asegurarnos de obtener lo que nuestro cuerpo necesita. Si no fuera difícil comer seis comidas al día y hacer ejercicio, en ese momento todos tendrían un cuerpo increíble.

En cualquier caso, no lo es, por lo que deberíamos lograr más que él, individuo normal, ya que preferimos no parecer normales. Casi todos los empleos en los Estados Unidos hacen algunos recesos de descanso.

Así que aprovecha estos descansos y come tus comidas organizadas en estas ocasiones. Aquí hay un caso de un diagrama de comida de 7 días que le permitirá organizar lo que tiene que comer:

**Aquí hay un caso de los primeros días de regreso en la rutina de alimentación:**

---

## Lunes

Lunes indica el primer día en el régimen de alimentación, ha pasado mucho tiempo desde que comió menos carbohidratos y está preparado para volver a estar en forma como violín.

### Almuerzo 1:

Levantarse temprano el lunes por la mañana para comenzar el día y preparar la tortilla. Agregue 4 huevos y un poco de vegetales. Toma alrededor de 10 minutos preparar la tortilla.

Luego dúchese y prepárese para el día que viene. Después de que se presente en el lugar de trabajo, instálese y entienda las tareas de la tarde. De todas maneras, un par de minutos después, es hora de su próxima comida.

### Almuerzo 2:

Tome alrededor de 5 minutos y coma una manzana y una parte de cuajada.

### Almuerzo 3:

En su descanso de medio½ tiempo relájese mientras dura la hora, así que aproveche al máximo su almuerzo. Siéntese empoderado y el trabajo pasará volando.

### Almuerzo 4:

En el momento en que regrese a su oficina coma un pescado y obleas mientras hace un par de llamadas. Actualmente es poco después de las 2:00 p.m. y tiene que terminar muchas cosas antes de que pueda salir por la tarde. Hasta ahora ha tenido un día increíblemente bullicioso, pero incluir las comidas adicionales sin duda ha controlado su hambre y le ha dado más vitalidad.

### Almuerzo 5:

A las 4:00 tómese un batido de myoplex, de fresa, chocolate o vainilla. Necesita cumplir su planificación y llegar al club de ejercicios a las 5:30, así que acelere y termine en el lugar de trabajo.

### Entrenamiento con pesas:

Vaya directamente al centro de recreación y llegará allí alrededor de las 5:25 p.m. Verá cómo llegó exactamente a tiempo.

Cambiese en el espacio de vestuarios y voya a estirarse durante 5 minutos. Ese día era de pecho, hombros y tríceps. Puede ser su día preferido ya que le puede encantar el ejercicio de pecho. Trabaje fuerte y termine su ejercicio en poco tiempo.

---

**Almuerzo 6:**

Regrese a casa alrededor de las 7:00 p.m. y comience a preparar la cena. Está preparado alrededor de las 7:30, siéntese y relájese mientras cena. Ha sido un día agotador.

A las 9:00 PM, prepare un burro, si le gusta el picante, mejor, ese será para su almuerzo al día siguiente. Termine su almuerzo y póngalo en el refrigerador.

Ya es hora de dormir, si quiere acostarse temprano para recuperar fuerzas, hágalo. Es así de simple.

Hubiera sido difícil completar su día si no tuviera un plan de juego.

Lo más probable es que hubiera regresado a casa antes de ir al club de recreación. Desde ese punto, podría haber postergado hasta que pasara el punto de no retorno.

Mi punto aquí es el siguiente: en caso de que necesite ser eficaz con este programa, debe presentarlo haciendo un arreglo de actividades de manera consistente y cumplirlas.

**Esto es solo por 12 semanas,** simplemente échale un vistazo y verifique si puede obtener el cuerpo que siempre has deseado. No importa cuál sea su musculatura, en general puede querer un cuerpo superior.

## Una palabra sobre las comidas rápidas:

Esquive totalmente los alimentos rápidos; No son beneficiosos para usted. Sin embargo, recuerde que tiene un día libre y que puede comer lo que desee ese día.

Los mejores nutrientes son las que están en las comidas preparadas en casa por usted mismo, los alimentos preparados en la mayoría de los restaurantes de autoservicio están repletos de grasa y transmiten esos aditivos nocivos para la salud.

En el caso de que se encuentre con una circunstancia en la que su plan de juego no funcione por razones desconocidas (tal vez algún alimento se volvió agrio). Coma un asado de pollo a la parrilla con sandwich sin mayonesa y una porción de verduras mixtas.

## Planifique su progreso y lo tendrá.

! Haga un resumen básico para tener suficiente alimento para la semana.

! Intente mantener una distancia estratégica de los alimentos rápidos, suponiendo que haya alguna posibilidad de que esto suceda.

Puede aceptar sus estimaciones tanto como lo necesite. Puede revisarlos una vez cada 1-2 semanas. A algunas personas no les gusta tomar sus estimaciones tanto. Es un premio ver la mejora que ha realizado.

## Declare sus objetivos:

En caso de que realmente necesite que este programa funcione, debe hacer una declaración de sus objetivos y decirles a tres personas sus planes.

Considere tres personas que vea una vez al día o un par de veces por semana. Estas personas serán útiles durante las 12 semanas. En las líneas adjuntas, registre los nombres y el número de teléfono de las tres personas a las que va a llamar:

Estas personas pueden ser cualquiera, su madre o padre, un vecino, un compañero. Solo alguien con quien hable o vea todo el tiempo. No debe ser una charla o diálogo muy extenso. Podría ser "Hola Bob, en 12 semanas voy a perder 15 libras" o "Hola Bob, perderé 5% de mi músculo versus grasa en las siguientes 12 semanas".

## Perciba posibles inconvenientes:

Con todo lo que hacemos a lo largo de la vida cotidiana, parece que siempre surge algo. Estas "cosas" que surgen se entrometen en lo que necesitamos lograr y hacia dónde debemos ir a lo largo de la vida cotidiana.

Así que necesita percibir que algo está interrumpiendo todo y debe cambiar esa conducta. Por lo tanto, hay algunos elementos disuasivos para su bienestar, de lo contrario, ahora tendría el cuerpo que desea. Para lograr sus objetivos tiene que percibir esos obstáculos. Tómese un par de minutos y piense en lo que le está obstaculizando.

¿Es un patrón dietético, una propensión a la siesta o posiblemente ejercitarse no era primordial para usted?

## 3 Posibles impedimentos:

Ahora que ha percibido estas obstrucciones, haga una garantía para cambiar estas tres prácticas para que pueda lograr sus objetivos. En el caso de que tenga un patrón dietético terrible, haga un esfuerzo adicional para solucionarlo. En caso de que pueda conquistar los elementos disuasivos, todo irá bien hasta que tenga un cuerpo físico increíble. Inicie el programa, Eso es todo.

Este podría ser el final o el comienzo. Ahora depende de usted, en caso de que necesite eliminar 12 semanas de su vida para lograr sus objetivos, hágalo ahora. Haga una promesa de cumplir el programa y usted será feliz de haberlo hecho. Es una prueba de calidad física y mental. Recuerde que si necesita ser normal, puede hacer cosas.

En el caso de que necesite separarse de la parte más grande de personas, debe hacer algo mínimo aparte de las cosas normales. Una prueba genuina rara vez es simple; de lo contrario no sería una prueba.

La parte más difícil es comenzar y permanecer con ella. Si se va a rendir, lo más probable es que lo hagas en las primeras semanas. Sepa sobre eso y céntrese al comenzar el programa. Comience hoy y estará satisfecho con sus resultados en 12 semanas.

# REFERENCIAS

## PRIMERA PARTE

«Video de la historia de Vance Hinds» Video revisad por última vez: 4 de abril de 2020.
https://www.youtube.com/watch?v=iz9nsEjSS1o